# リハビリテーション臨床のための脳科学

運動麻痺治療のポイント

富永孝紀・市村幸盛・大植賢治・河野正志 著

協同医書出版社

# 目次

## 第1章 リハビリテーション臨床のための脳科学　1
1.1────リハビリテーション臨床の根拠となる脳の回復過程　6
　1.1.1─脳の可塑性とはどのようなことか　6
　1.1.2─脳損傷における回復時期という観点からみた可塑性　8
　1.1.3─運動麻痺の回復と皮質の変化との関わりにみる可塑性　11
　1.1.4─運動麻痺の回復と脊髄の変化との関わりにみる可塑性　14
1.2────脳の可塑性を利用するとはどのようなことか　15
　1.2.1─脳の情報化という視点　15
　1.2.2─体性感覚野の情報処理と運動関連領域の関係　17
　1.2.3─一次運動野　21
　1.2.4─大脳基底核による運動制御の仕組み　24
　1.2.5─認知機能としての小脳内部モデル　29
　1.2.6─運動イメージ　30
1.3────リハビリテーション臨床で脳の可塑性を活用する方法　31
　1.3.1─臨床における脳科学的な問題を抽出する　33
　1.3.2─問題を引き起こす要因を認知過程（脳機能）の異常という観点から解釈し仮説立てる　36
　1.3.3─訓練によって仮説の妥当性を検証する（仮説の検証と脳科学的解釈）　39

## 第2章 治療に先立って～覚醒と意識，そして注意　47
2.1────覚醒と意識　49
　2.1.1─脳幹網様体と覚醒（覚醒ニューロンによる促通作用）　50
　2.1.2─脳幹網様体と覚醒（睡眠ニューロンによる抑制作用）　52
　2.1.3─脳幹網様体と覚醒（調節作用）　52
　2.1.4─青斑核と覚醒　53
　2.1.5─ドーパミンと覚醒　54
　2.1.6─意識障害に対する治療（脳幹網様体へのボトムアップ入力）　55
　2.1.7─脳幹網様体への投射線維（大脳皮質からのトップダウン入力）～脳幹網様体と姿勢制御　56
　2.1.8─麻酔と覚醒　59
　2.1.9─大脳皮質と覚醒　60
　2.1.10─覚醒の評価　63
2.2────注意　63
　2.2.1─注意の分類　64
　2.2.2─選択的注意と感覚フィルターモデル　65

2.2.3──選択的注意の神経機構　67
   2.2.4──注意の分類のまとめ　77
   2.2.5──注意と帯状回前部　78
第3章　治療のために〜リハビリテーション臨床を脳科学の視点から実践する　85
   3.1──脳卒中片麻痺患者にみられる運動の異常要素　87
      3.1.1──運動の異常要素の出現メカニズム　88
      3.1.2──運動の異常要素の制御メカニズムと臨床応用　92
   3.2──運動学習のメカニズムと認知問題　96
   3.3──患者の認知過程を観察するための脳科学的解釈　102
      3.3.1──どのように認識（認知）しているか　103
      3.3.2──どのように注意・記憶を使っているか　104
      3.3.3──どのようにイメージ・学習しているか　106
      3.3.4──どのように言語を使っているか　108

■上肢の運動麻痺に対するリハビリテーション■　115
   1　上肢の到達・把握運動に関与する神経機構　115
   2　上肢のリハビリテーションの実際　121

┌─────────────────────────────────────────┐
│【上肢の重度な運動麻痺に対するリハビリテーション】　125　│
│　＜目的動作：到達機能＞　126　　　　　　　　　　　　　│
│　＜目的動作：手の構え機能＞　127　　　　　　　　　　　│
│　＜目的動作：手の把握・操作機能＞　130　　　　　　　　│
│【上肢の中等度・軽度な運動麻痺に対するリハビリテーション】　134　│
│　＜目的動作：到達機能＞　136　　　　　　　　　　　　　│
│　＜目的動作：手の構え機能＞　136　　　　　　　　　　　│
│　＜目的動作：手の把握・操作機能＞　137　　　　　　　　│
└─────────────────────────────────────────┘

   3　症例を通じて　139
   ①症例報告：到達機能／運動の異常要素が伴う知覚仮説を修正することで異常な伸張反射・連合反応の制御が可能となった一症例　140
   ②症例報告：手の構え機能／視覚イメージによる知覚仮説を修正することで異常な伸張反射の制御が可能となった一症例　145
   ③症例報告：脳卒中片麻痺患者における手指の運動機能回復に伴う随意運動中の脳血流量の経時的変化──機能的近赤外分光装置（fNIRS）による検討──　150

■下肢の運動麻痺に対するリハビリテーション■　156
   1　歩行に関する神経機構　156
   2　下肢の運動麻痺に対するリハビリテーションの実際　166

【下肢の重度な運動麻痺に対するリハビリテーション】 168
　　≪目的動作：到達機能（遊脚期）≫　168
　　≪目的動作：緩衝機能（踵接地期～足底接地期）≫　173
　　≪目的動作：支持機能（立脚中期）≫　176
　　≪目的動作：推進機能（踵離地期～足先離地期）≫　180
【下肢の中等度・軽度な運動麻痺に対するリハビリテーション】 185
　　≪目的動作：到達機能（遊脚期）≫　187
　　≪目的動作：緩衝機能（踵接地期～足底接地期）≫　189
　　≪目的動作：支持機能（立脚中期）≫　190
　　≪目的動作：推進機能（踵離地期～足先離地期）≫　194

　3　症例を通じて　197
　　①症例報告：分回し歩行を呈した脳卒中片麻痺症例の下肢に対するリハビリテーション　197

あとがき　213
索引　215

# 第1章
# リハビリテーション臨床のための脳科学

# 第1章 リハビリテーション臨床のための脳科学

## はじめに「リハビリテーションと脳科学」

　日本は，以前から脳卒中の多い国として知られている．現在では，死亡原因の第3位であるが，昭和26年から昭和55年の29年間は日本の死因のトップであった[1]．死亡者数の減少には，脳画像診断技術や手術機器，薬物などの脳神経外科領域におけるめざましい発展が背景にあると考えられている．

　脳は大脳，中脳，小脳，脳幹に大きく分けられ，大脳には140億，小脳には1,000億もの神経細胞があると言われている[2]．さらに，大脳の表面に広がる大脳皮質の中には，約10万個のニューロンがあり，1つのニューロンには1万個のシナプスがある．つまり，全部で10億個ものシナプスによって無数の神経回路が連結することで，神経ネットワーク（回路網）を構成し，私たちの普段の生活を支えている．近年では，脳画像診断技術によって，脳のどの部分にどの程度の大きさの腫瘍や血腫，梗塞巣があるのかなどをかなり正確に知ることができ，脳神経外科手術は脳の中の神経細胞や神経ネットワークを傷つけることのないように行われている．

　脳神経外科手術は，古代インド，エジプト時代に始まり，中世以降においてもインカ帝国で盛んに手術が行われていたと考えられている[3]．その証拠に，文明の遺跡の中から，頭頂部や側頭部，後頭部に穴が開けられた数多くの頭蓋骨が発見された（図1.1）．さらに，頭蓋骨に開けられた穴の周辺には骨の再生部分がみられたことから，人為的に頭蓋骨に穴を開けてその後も生き延びたと推察されている．つまり，はるか大昔から身体に生じた異変を観察して，脳に何か異常が起きたのではないかという仮説を立て，治療を施していたことになる．

　近年，科学技術の発展に伴い，非侵襲的に脳機能を計測するさまざまな手法が開発されている．その一つの手法である脳機能イメージング法は，ある課題に対する脳の血流動態や電気化学的反応である神経活動など，脳の活動状況を画像化して可視化することが可能な技術である．その主な方法には，機能的磁気共鳴画像（functional magnetic resonance imaging：fMRI）やポジトロン断層撮影法（positron emission tomography：PET），機能的近赤外分光法（functional near infrared spectroscopy：fNIRS），脳波計などがあげられる．脳機能イメージング法によって，脳卒中後の機能回復には，

## 第1章　リハビリテーション臨床のための脳科学

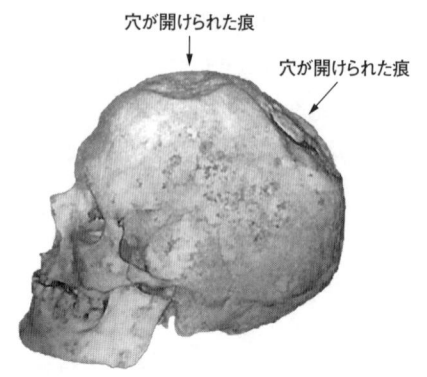

**図1.1　文明の遺跡の中から発見された頭蓋骨**
7000年前の頭蓋骨が見つかり，その頭頂部にかなり大きな穴が2箇所開いているのが発見された．この穴には骨増殖がみられたが，それは穴を開けた後，この人物がかなり長期間生きていたことを示している．頭蓋骨，特に頭頂部には静脈洞があり，ここが出血した場合には今の医療技術をもってしても止血が困難である．今のような性能のよい道具や詳しい知識がない時代にも難しい手術が行われていたと考えられる．
(Alt KW, Jeunesse C et al：Evidence for stone age cranial surgery. Nature. 1997;387:360 より，一部改変)

損傷を受けた神経ネットワークの再構築といった可塑性が生じることが証明され，可塑性を考慮したリハビリテーションの方法論の必要性が重要視されている．つまり，脳機能イメージングによって得られる情報と，リハビリテーションを関連づけて臨床思考することが，リハビリテーションそのものの発展へと繋がる可能性がある．この両者の間の架け橋として「仮説」という推論作業があり，それがリハビリテーションにおける「評価」と「治療」を大きく左右する部分になると考えられる．

いうまでもなく日常の運動や行為は，膨大な神経ネットワークを構成している脳が，身体といういわば"道具"を利用して環境と相互作用していることで成り立っている．つまり，身体に生じた運動麻痺や感覚障害，高次脳機能障害は，脳の損傷によって神経ネットワークに異常が生じた結果である．脳機能イメージング法によって得られた基礎的データや臨床データは，脳領域間の連結や役割，損傷部位がどのような役割をもち，どのようなリハビリテーションによって機能回復（可塑性）が得られるのかといった知識を提供

## 第1章 リハビリテーション臨床のための脳科学

してくれる.

　脳機能イメージング法は，工学的手法を使った脳機能の解析のための技術の中でも，医療分野では頻繁に使われるようになってきた．こうした方法によって可視化できる脳の姿は，脳がある課題に取り組んだ際に生じる脳の神経活動や血流動態などである．脳内に生じるそうした変化は，それがリハビリテーション治療における訓練によるものであれ，あるいは日常生活のさまざまな変化によるものであれ，人間が生きて活動している限り，常になんらかの形で生じるものである．したがって，この手法をリハビリテーション臨床で活用することには，次のような利点と意義が考えられる．

　「利点」は，この手法を利用して訓練による脳活動の変化を確認することによって，訓練効果を検証していくという直接的な方法として有効な方法だということである．さらに，次の訓練ステップに先立って患者の脳活動の特徴を事前に把握し，それをもって適切な訓練目的を絞り込んでいく，つまり訓練の精度を上げるための方法としても有効である．

　そして，その「意義」として考えられることが，実は非常に重要であり，本書の目的でもある．前述のとおり，脳機能イメージング法が描き出せる脳活動とは電位の変化や物質の代謝といった純粋に物理的な反応であり，なおかつ計測技術の機械的な精度というバイアスも強く働いたうえでの「結果」である．さらに言えば，イメージングされるものは人間の行為の事後に生じる「結果」の像であって，その行為を生み出す要因そのものを描き出す像ではない．もちろん，ある「結果」は次に起こることに繋がる「要因」であるということを考えれば，リハビリテーション臨床における脳イメージング法の（前述の）利点はまぎれもないものであるが，こうした「要因」と「結果」との間に生じる関係性を理解するために基本的に理解しておくべき知識が必要となる．すなわち，脳機能全般についての知識，そしてリハビリテーション臨床では特に必要となる脳機能の「回復」の仕組みについての知識なくして，そもそも脳機能イメージング法によって描き出された像の「意味」は解釈できないのである．臨床における「仮説立て」とは，脳機能全般，そして脳の回復機能に関わる知識を使って，それぞれに個別の患者の状態を解釈して効果的な訓練を考案するための臨床思考に他ならず，本書で解説していき

たいこともその臨床思考の具体的な内容である．

　この第1章では，まず脳機能全般の知識にも触れながら，脳の機能回復に関わる知識を中心にリハビリテーション臨床のバックボーンとなる必須知識について解説する．そして第2章以降は，実際のリハビリテーション臨床に即した形で解説を進めていく．第2章でとりあげるのは，脳損傷に対する臨床では真っ先に問題となる患者の覚醒と意識，そして注意についてで，ありきたりに見えながら実は非常に重要な意味をもつこれらの脳機能について述べる．そして第3章では実際の症例を示しながら，臨床思考の例を具体的に述べていきたい．

## 1.1　リハビリテーション臨床の根拠となる脳の回復過程

　リハビリテーションが脳機能の回復過程に直接関わるものになり得ることを理解するためには，脳機能の回復過程に関わる神経科学的な知識が必須となる．その最も基本となるものは脳に備わった生物学的な「可塑性」に関わる知識である．可塑性は損傷による障害からの回復の原動力ともいうべきものである．さらに，そうした損傷した状態からの可塑性の働きに欠かせない「小脳」の働きについても触れる．

### 1.1.1　脳の可塑性とはどのようなことか

　脳の可塑性について Merzenich ら[4]は，サルの第3指を切断し，切断後の体性感覚野における変化を調査した．その結果，体性感覚野における体部位再現が第2指と第4指の領域が切断した第3指の領域を占めるように変化することを報告した（図1.2）．この報告が可塑性原理の最初の報告であり，動物実験によってその回復のメカニズムにシナプスの可塑性があり，解剖学的，生理学的変化が起こることが証明された．Jenkins ら[5]は，サルの第2指から第4指を用いて毎日数時間，回転させることができる溝付き円盤に触れさせる課題を数か月間実施した．その結果，第2指から第4指における体性感覚野の3b野が3a野に向かって拡大していること，さらに第1指と第5指における体性感覚野領域の面積が減少していたことを明らかにした．これ

第1章　リハビリテーション臨床のための脳科学

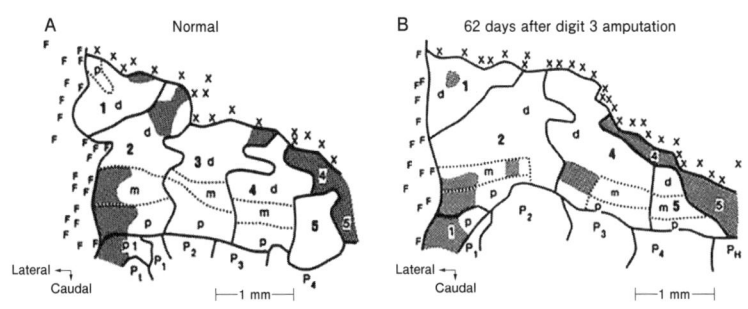

**図1.2　体性感覚領域の可塑性**

サルの第3指を切断し体性感覚野における体部位再現領域の変化を調査した．図左Aが正常な状態．第1〜5指に相当する体部位が再現されている．右図Bでは，第3指の領域がなくなり，第2指と第4指の領域が拡大している．

(Merzenich MM, Nelson RJ et al：Somatosensory cortical map changes following digit amputation in adult monkey. J Comp Neurol. 1987；224：591-605 より)

は，末梢の刺激によって可塑性が誘発され，体性感覚野の地図が置き換えられたことを示している．その後にリハビリテーション医学に多大な影響を及ぼした報告が，Nude ら[6]によるリスザルを用いた実験である．Nude らは，リスザルの一次運動野を電気刺激することで，肩，手関節，手指の支配領域を確認し，それらを含む部位に人工の梗塞を作成した．その後，ゲージ内から麻痺側のみの前肢を出してエサをとる課題を訓練し，訓練前後における一次運動野の再現部位を調査した．その結果，手指を主に使用する運動課題では，使用した手指を支配する領域の拡大がみられ，前腕を使用する課題では使用した前腕を支配する領域が拡大することを明らかにした．しかし一方で，手指の課題の訓練後では前腕の領域が縮小し，前腕の課題の訓練後では指の領域の縮小が認められることも報告した[7]．また，人工梗塞の作成後に麻痺側を使用しない場合，運動機能の回復は認められず，一次運動野における手指，手関節の領域は肩の領域に変化した．このように可塑性は，どの身体部位を使用したか，またどの程度の頻度で使用され学習や経験がなされたかによって脳細胞のシナプス結合が変化し，行動にも変化が現れることが明らかにされた．

1990年前後には，人間においても動物実験でみられるような解剖学的，

生理学的変化が起きることが報告され，リハビリテーション領域において脳の可塑性を踏まえて患側肢を積極的に治療する報告が増加した．Liepertら[8]は，慢性期の脳卒中患者において，健側上肢を覚醒時に使用できないように制約し，患側上肢を使用するようにリハビリテーション（いわゆる「CI療法」）を実施した．リハビリテーションの前後においては，経頭蓋磁気刺激を施行して短母指外転筋の運動誘発電位を記録した．その結果，10日間の実施後に経頭蓋磁気刺激における運動誘発電位の振幅が増大し，運動誘発電位を発生する大脳皮質の領域も拡大したことを報告した．これは，運動療法によってもたらされた運動依存性の再構築（use-dependent reorganization）であり，回復に関連した可塑性変化を示唆している．

　これまでのリハビリテーションは，機能障害に対する積極的な介入によって回復をめざすのではなく，残存機能の強化，代償機能の活用に重点がおかれる傾向にあった．しかし，近年においては人間においても可塑性が認められるという実験的証明により，可塑性を考慮して機能回復をめざすという目標を掲げてリハビリテーションの展開と効果的な方略を構築していくという新たな時代を迎えている．すなわちリハビリテーションは，脳の可塑性を利用してネットワークの再構築を効率的かつ正確に実現させていくものとなる必要がある．そのためにも，脳の可塑性の仕組みを理解し，患者との臨床のやりとりの中でその仕組みが再構築されていく場がリハビリテーションの臨床であるということをイメージすることが重要である．

　以下，この脳の「可塑性」という漠然とした現象をいくつかの観点から捉えることによって，その実像を浮き彫りにしていきたい．

## 1.1.2 脳損傷における回復時期という観点からみた可塑性

　脳の損傷後における運動機能の回復には，いくつかの過程がある．脳の損傷後には，脳浮腫の改善，血腫の吸収，脳循環改善，脳血管攣縮の改善，diaschisisの回復などに伴い，数日から数週間にかけて運動機能の改善がみられる[9]．これは，錐体路には，浮腫や血腫による圧迫が除去された場合や直接的な損傷がなくても損傷部位と間接的に神経線維の連絡があり，一時的に機能が低下した領域への脳血流循環の改善（diaschisisの回復）が起こる

第1章 リハビリテーション臨床のための脳科学

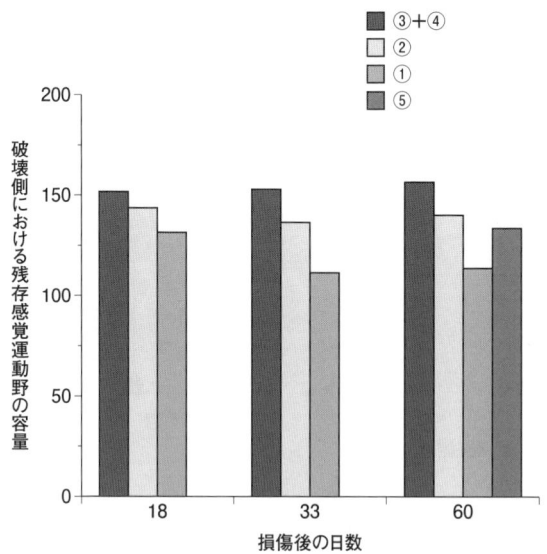

図1.3 破壊側における残存感覚運動野の容量の変化
②群は①群に比較して損傷後の日数に関係なく，残存感覚運動野の容量が多かった．①群は残存感覚運動野の容量に減少を示し，⑤群は①群に比較して減少は認められなかった．つまり，麻痺側のみの使用は損傷領域の拡大が起こる．一方，非麻痺側のみの使用は損傷領域の拡大は起こらない．
①非麻痺側を固定し，麻痺側のみ使用群（破壊手術），②固定なしで両前肢使用群（破壊手術），③破壊手術なしで一側肢固定群（偽手術＋固定あり），④破壊手術なしで固定なし群（偽手術＋固定なし），⑤非麻痺側を固定し麻痺側のみ使用群（破壊手術），前肢のギプス固定期間は破壊手術後16日間
(Kozlowski DA, James DC et al：Use-dependent exagaration of neural injury after unilateral sensorimotor cortex lesions. J Neurosci. 1996;16:4776-4786 より，一部改変)

ことによって生じるものと考えられる．つまり，脳の中である部分が損傷することによって緊急事態が生じ，その事態を懸命に修復させようとしている時期である．そのため，過度な負荷（過剰な運動など）を加えることはかえって損傷の悪化を招く危険性があるという見解がある[10]（図1.3）．つまり，脳が損傷することで身体という道具の操作方法や身体の関係性（身体表象）が失われた状態にある中で早期に立位や歩行を進めることは，脳にとって予測不能な状態を強制的に生じさせるに等しいということで，損傷した脳の運動

第1章 リハビリテーション臨床のための脳科学

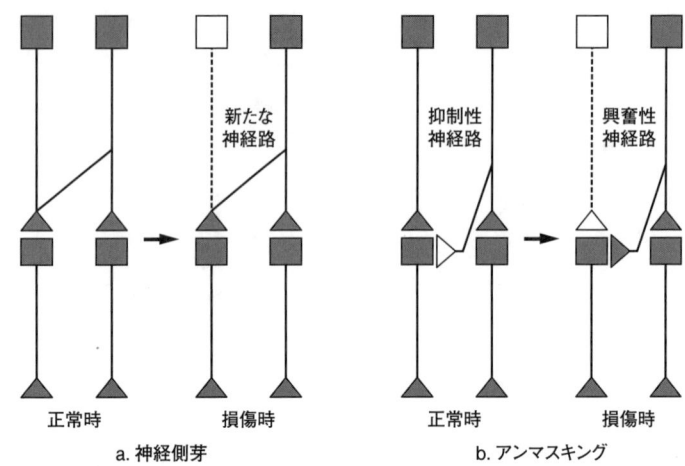

図1.4 可塑性の模式図

a：神経側芽　神経細胞が損傷されるとその近傍の神経細胞の軸索から神経側芽が生じて新たな神経路を形成し，ネットワーク（回路網）を構築するという現象である．この神経側芽の発生は，損傷後2週間頃から始まり，1か月前後が最も発生数が多いと考えられている．
b：アンマスキング　神経細胞は多くの他の神経細胞とシナプスで結合しているが，通常，その多くは抑制されている．しかし，神経が損傷することによりGABA系ニューロンの活動が低下し，抑制されていたシナプスの伝達効率が上がり，神経伝達路として働く．この作用は，損傷直後から数時間で発現すると考えられている．
（川平和美，田中信行：脳における情報処理と可塑性の神経生理学的背景について．リハ医学．1995;32:670-687 より，一部改変）

機能の回復早期におけるリハビリテーション臨床においては避けなければならない重大な事態である．

　一方，脳の可塑的変化は新たな神経ネットワークの構築によるもので，原則的には長期にわたって回復が認められる．シナプスの接続の可塑性において重要視されているのは，正常では利用されていないシナプス連絡の顕在化（アンマスキング unmasking）による機能回復と軸索の神経側芽形成（sprouting）による修復と考えられている[11-13]（図1.4）．アンマスキングは，神経細胞は多くの他の神経細胞とシナプスで結合しているが，通常その多くは抑制されている．しかし，神経が損傷することによりGABA系ニューロ

ンの活動が低下し，抑制されていたシナプスの伝達効率が上がり神経伝達路として働く．この作用は，損傷直後から数時間で発現すると考えられている．
神経側芽は，神経細胞が損傷されるとその近傍の神経細胞の軸索から神経側芽が生じて新たな神経路を形成し，ネットワーク（回路網）を構築するという現象である．この神経側芽の発生は，損傷後2週間頃から始まり，1か月前後が最も発生数が多いと考えられている．しかし，多数の神経側芽が生じたとしても，入力のない神経経路は消滅する．先に述べたように，可塑性は使用頻度に依存的であり，そのシナプスの数の変化（形態的変化）と情報伝達能力の変化（機能的変化）に左右される．シナプスの数は，ニューロンが樹状突起を伸ばし，枝分かれしてその枝に棘を増加させ，シナプスを形成（神経ネットワークの構築）することにより変化する．シナプスの情報伝達能力は，シナプス前末端から放出される神経伝達物質の量の増加，あるいはシナプス後末端でレセプターの発現が高まり感受性が高まることで変化する．神経ネットワークが再編成される過程は時間経過に応じて異なるが，発症後から比較的早期に可塑性を考慮した介入が必要と考えられる．また，運動機能の回復は発症後から1～2か月頃までにピークを迎え，その後は緩やかに改善していく．そのため，この時期が神経側芽による神経ネットワークの形成によって学習を効率よく促進するためのよい時期と考えられる．

### 1.1.3 運動麻痺の回復と皮質の変化との関わりにみる可塑性

大脳においては，一次運動野は対側支配が主であるが，補足運動野や運動前野は運動野を介さずに両側性に脊髄への信号を送る経路をもっている．脳卒中片麻痺患者における検討では，非損傷側の脳に運動マップの再構成がみられる[14]．すなわち，ほぼ完全回復した患側手指の運動において，患側の運動時に同側の運動感覚皮質が活動していることから，同側の運動経路が回復に関与していると考えられる．Biernaskieら[15]は，ラット脳梗塞モデルを使ってリハビリテーション開始時期による回復の差を検討し，発症後早期からリハビリテーションを行った群ほど回復の程度がよく，また形態学的にも非損傷側の樹状突起がより複雑に分岐していることを報告している．そのため，早期から回復させたい神経回路に対して高密度のリハビリテーションを

第1章 リハビリテーション臨床のための脳科学

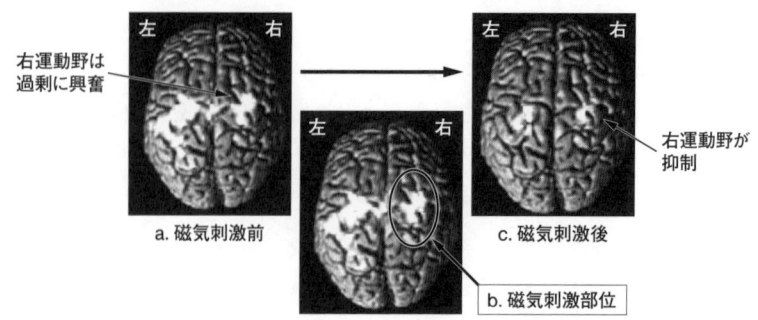

**図1.5 右手指（麻痺側）のタッピング動作における磁気刺激前後の評価**
左内包梗塞による右片麻痺を呈した症例に対して右手指のタッピング動作中のfMRIを実施
a：左大脳半球の運動野を含め，右大脳半球（非損傷側）の運動野が活動．
b：右大脳半球の運動野にrTMS試行．
c：rTMSと集中的作業療法を実施後，右大脳半球の運動野の活動が縮小するとともに運動麻痺の改善も得られた．健常では，運動を実施している手と同側の活動はみられないが，脳を損傷することで左右の大脳半球の拮抗関係が崩れ，同側の活動がみられる．しかし，この同側の活動は麻痺側の回復を阻害している可能性があることから，同側の活動をrTMSによって抑制し，集中的なリハビリテーションを実施することで左右の大脳半球活動のバランスが改善され，損傷側の大脳半球の活動のもとに運動機能の回復がみられる．
（安保雅博，角田亘：rTMSと集中的作業療法による手指機能回復へのアプローチ．脳卒中上肢麻痺の最新リハビリテーション．三輪書店，東京，2010より）

提供することがより大きな機能回復に繋がると解釈している．

　一方，リハビリテーション前後において手指の運動誘発電位を測定し比較した研究では，損傷側の運動マップも変化することや補足運動野などの二次運動関連領域の関与も報告されている[16, 17]．さらに，低頻度反復性経頭蓋磁気刺激（rTMS）を利用した研究では，rTMSによって同側（非損傷側）を抑制させ集中的なリハビリテーションを併用することが運動機能の回復を促すという見解が報告されている[18]（図1.5）．健常人では，脳梁を介して左右の大脳半球間に相互抑制作用があるが，脳を損傷することによってそのバランスが崩壊すると考えられている．つまり，非麻痺側の過剰な使用や麻痺側の不使用は，非損傷側の大脳半球が損傷側の大脳半球を強く抑制することで

抑制の不均衡を生じさせることになる．そのため臨床では，損傷側の大脳半球の活性化あるいは非損傷側の大脳半球の抑制といったことを考慮しなければならない可能性がある．

神経路の形成強化に重要なシナプスの可塑性については，シナプス前細胞の興奮がシナプス後細胞に伝わればシナプスの伝達効率の向上と結合の強化が生じ，シナプス前細胞の興奮がシナプス後細胞に興奮を起こせなければ，そのシナプスの伝達効率は低下し，シナプス結合は弱まる．したがって，運動麻痺を効率的に回復させるためには，何らかの方法を用いて，①麻痺側への体性感覚を意識化させ，②構築させたい神経路に興奮を伝えるための介入を実施することで神経路を強化し，患者が意図した運動の実現をめざす必要がある．

下記に，これまでの報告[19-22]をまとめて，その見解を整理する．

1. 大脳皮質あるいは皮質下の運動領域に損傷が生じた場合，まず第1期には複数の運動領域に興奮性の増加が認められる．
   - 同側の第1次運動野（完全に破壊されていない場合）の尾側部
   - 対側の第1次運動野
   - 補足運動野
   - 運動前野（特に腹側）
   - 小脳（特に麻痺と同側半球）
   - 頭頂葉の下部および上部（Calauttiはこれを"motor ancillary related areas 運動に補足的に関係する領域"と定義）；
   - 前頭前野
2. 一定の時期がすぎて満足のいく回復が得られると，過興奮性が著しく減少し，やがて消失していく．
3. 多数（対側・同側）の脳領域が活性化するという状態は，健常者が遂行困難な課題に直面した時に生じる状態と類似している．過興奮の状態は運動を学習するまでしばらく継続する．
4. 頭頂葉，前頭前野，小脳などの皮質領域に過興奮が出現するのは，病的状況にあってはたとえ簡略な運動の遂行であっても，学習プロセスの活性化あるいは認知過程全般が関わってくるからだと考えられる．

5. さらに，比較的強度の緩やかな運動においても皮質の広範囲が興奮するという状況で，患者は過剰な努力をしているという感覚をおぼえている．こうした感覚は健側で類似の運動を遂行しても生じない．
6. 軽度の損傷であれば，対側大脳半球の運動関連領域が活動するが，損傷の程度が重度になるにつれて同側大脳半球が関与する．
7. 非麻痺側の過剰な使用や麻痺側の不使用は，損傷側の大脳半球が抑制され，回復の阻害因子となる．

## 1.1.4 運動麻痺の回復と脊髄の変化との関わりにみる可塑性

　一次運動野から脊髄運動ニューロン（motoneuron：MN）に至る経路は，運動出力の最終段階として重要な役割をもっている．人間の皮質脊髄路（corticospinal tract：CST）は，脊髄の背側側索を通る外側皮質脊髄路と前索を通る前皮質脊髄路の2つに分けられる[23]．CSTの大部分は延髄尾側（錐体交叉）において交叉する外側皮質脊髄路（75～90％）である．一方，交叉しないものには前皮質脊髄路と，錐体交叉で交叉せずに同側の外側皮質脊髄路を通るものがある．脊髄レベルでは，運動の下行路として背外側（主に皮質脊髄路，赤核脊髄路），腹内側（主に前皮質脊髄路，網様体脊髄路）に大別される．腹内側を下行する線維は主に体幹筋（肩甲帯，腰帯を含む）や上下肢の近位筋を両側性に支配している．一般的に臨床において体幹や四肢の近位部で随意性が得られるものは両側性支配されているものがあげられる．一方，サル[24]やヒトにおいて延髄より高位でのCSTの切断・損傷では手指の巧緻性動作が回復しないことが報告されており，CSTとMNとの直接結合が手の巧緻性の基盤として考えられてきた．しかし，手の巧緻性運動にはCSTとMNとの直接結合が失われても，CST損傷後に残存している間接経路（脊髄固有ニューロン）によって代償され，その機能が回復することが明らかになった[25]．さらに，CST損傷後における手の巧緻性運動の機能回復には脊髄神経回路の再組織化が貢献していることが示唆されている．つまり，脳が損傷し適切な情報処理ができない状態で脊髄に信号が送られると，脊髄自体に誤った再組織化が起こり得る．これが，伸張反射の亢進や連合反応の一要因になっている可能性がある．臨床においては，適切な介入によっ

て脳の可塑性を導き出すことが脊髄神経回路の再組織化にも関わってくることになる．

## 1.2 脳の可塑性を利用するとはどのようなことか

　脳の可塑性を利用するためには，これまで述べてきたように脳の自然発生的な修復過程に加えて，目的とする脳細胞間のシナプス結合が必要になっていく．そのためには，細胞間における電気の発生（流れ）が必要であり，この流れが情報処理過程の物理的な姿である．新たな情報処理過程によって，脳が再び神経のネットワークを構築し，その信号が脊髄に送られることで脊髄自体も再編成が起こり，原始的な反射や反応を抑制し運動が出現する．
　本節では，臨床思考に必要と思われる脳の情報処理について解説していく．

### 1.2.1 脳の情報化という視点
　これまで述べてきたように神経の可塑性は，単に感覚刺激や運動刺激を受動的に与えられることで起こるのではなく，大脳皮質や基底核などの調整系が関与し能動的に環境と相互作用することで起こる．その相互作用には「情報化」という視点が重要になる．情報化するためには，注意を身体内部・外部に操作して環境（対象）における差異を見出す必要性がある．この過程は，知覚経験から得た記憶に基づく内的な注意や，環境から得られる感覚を比較照合して情報化する脳内メカニズムと密接に関連する．たとえば，「コップの水を飲む」という行為を考えてみる（図1.6）．コップという対象（環境）には，無数の属性（大きさ，形，重さ，水の量など）が存在する．しかし，経験によって手で持つことのできる程度だと判断できれば，コップの形態に迷うことなく容易に水を飲むことができる．つまり，コップとして脳に情報を送るのではなく，行為に必要な情報に注意を操作して，コップのもつ属性を情報化することと身体を細分化した情報（触覚，運動覚，摩擦，圧など）を統合して行為が成立しているのである．
　情報化の視点において，神経可塑性を証明した報告にRecanzone[26-29]らの研究がある．Recanzoneらは，サルの指に振動刺激を与え，一方で注意を

## 第1章　リハビリテーション臨床のための脳科学

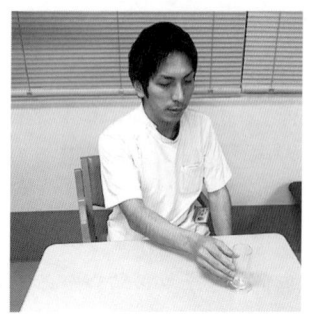
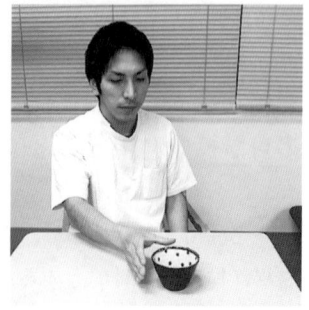

**図1.6　身体と環境の相互作用（情報化）**

写真は，形状の異なるコップへの到達運動の場面であり，コップの大きさに合わせて手指の開き具合（つかむ準備 preshaping）が異なる．つまり，注意を身体内部・外部（コップ）に操作し，視覚情報としてのコップのもつ属性（大きさ，形，重さ，水の量など）を情報化することと身体を細分化した情報（触覚，運動覚，摩擦，圧など）を統合して行為が成立している．

そらすために周波数の異なる音を聞かせた．その際，音に反応した時にのみ餌が与えられた．その結果，音に注意をそらされ反応したサルでは，振動刺激に対する指の体性感覚野領域の組織化は出現しなかったが，音の周波数を識別し再現するための聴覚野領域が7倍に拡大したことを報告した．このように，適切な音に反応すれば報酬がもらえるといった学習が起こるということは，単なる感覚刺激に対する脳の活性化ではなく，感覚情報の差異を検出することで脳の再現領域に組織化が出現した結果である．つまり，情報化によって行為や運動のパラメータが産生されることになり，感覚情報を認識するということは，運動や行為を組み立てていくうえで入り口の部分になるのである．

　神経可塑性は，個人の脳の中で起こる注意や意志，内省などといった主観や刻々と変化する日々の意識経験に左右される．また，環境とどのように意図的に相互作用するかという内的な注意や関心によっても左右される．これは，注意を操作して環境からの膨大な感覚情報の中から自己にとって重要性の度合いや意味のある「情報」として捉えた時にのみ，中枢神経系に生物学的な変化を認めることを示唆している[30,31]（図1.7）．感覚情報は，主にボト

16

第1章 リハビリテーション臨床のための脳科学

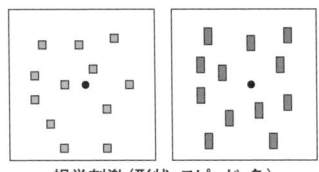

視覚刺激(形状, スピード, 色)

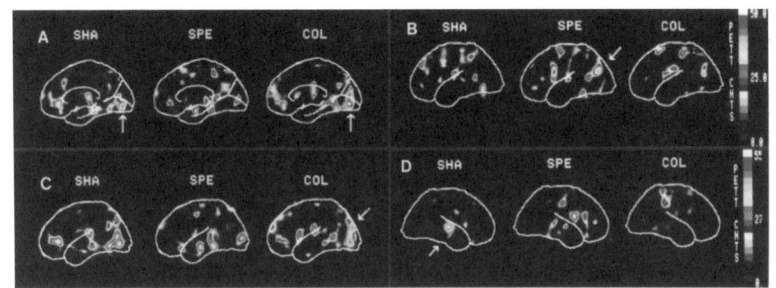

図1.7 内的な注意や関心の違いによる脳活動（PET）の変化
被験者に視覚刺激条件として，形状の違い（SHA），スピードの違い（SPE），色の違い（COL）の3種類を提示した際に，何に選択的に注意を向けたかによって個人間で脳活動が変化する．
(Corbetta M, Miezin FM et al：Selective and divided attention during visual discriminations of shape, color, and speed：functional anatomy by positron emission tomography. J Neurosci. 1991;11:2383-2402 より))

ムアップされてくるため無限に存在し，前頭連合野の働きによってトップダウン的に知ることが必要になってくる．潜在的に入力されている情報に対して意識的に情報を集約する必要があるということになり，自分の目的志向な意識や記憶から得られる何に注意を向けるべきかということの選択になる．

## 1.2.2 体性感覚野の情報処理と運動関連領域の関係

前述したように，認識するということは情報化することであり，どのように情報を捉えることができるかということになる．情報化するためには，求心性の感覚入力が必要になる．まず自分の身体をどのように認識するかということは，感覚フィードバックをどう捉えているかということになる．臨床の展開では，この部分を最初に訓練として構成していく必要がある．身体というものがなければ，後述する運動のイメージも当然できなくなる．

身体受容器を通じて得た身体に関する感覚は，まずブロードマンの脳地図

第1章 リハビリテーション臨床のための脳科学

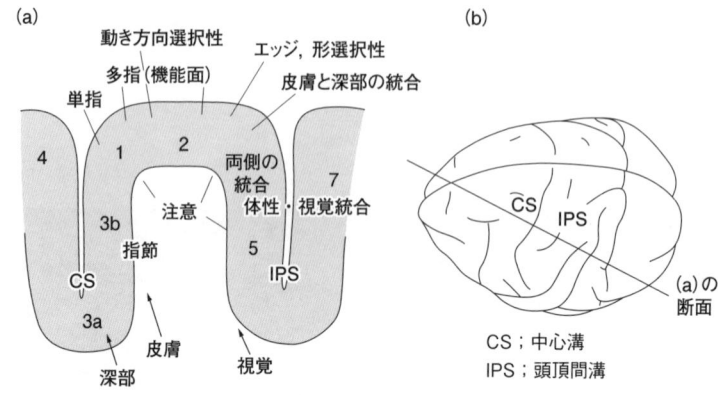

図1.8 一次体性感覚野における階層的情報処理[32]
(a) 3野は2つに分かれており，3a野は関節や筋など深部感覚情報が投射され，3b野は皮膚ニューロンが主であることから，指先などの触覚情報が投射される．そして1野，2野に投射するに従い再現領域の拡大と多指との関係性が再現される．1野は動く刺激の識別によく反応し，2野は曲面や形の違いの識別時によく反応する．さらに5野，7野に情報処理が進むにつれて身体両側の統合，体性感覚と一次視覚野から背側経路を経由して処理された視覚情報との統合が行われる．このように頭頂間溝では，体性感覚と視覚の両方に応答するバイモーダル・ニューロンが発見されている．(b) 線上を断面するとaの矢状面図になる．
(岩村吉晃：タッチ．神経心理学コレクション．医学書院，東京，2001 より)

における3, 1, 2野である一次体性感覚野で情報が処理される[32,33]（図1.8）．3野から感覚情報が入り，1野，2野，5野，7野，39野，40野というように情報が瞬時に処理されていく．3野は2つに分かれており，3a野は関節や筋など深部感覚情報が投射され，一次運動野，1野に投射し2野へと向かう．3b野は皮膚ニューロンが主であることから，指先などの触覚情報が投射され，1野，2野へと順序性をもって投射する．またこの領域は，能動的触覚（アクティブタッチ active touch）に際して活性化する特徴をもっており，純粋に感覚処理のみを行っているのではない（図1.9）．つまり，対象を認識するために必要な感覚情報に対して注意を向けることが必要となる．ヒトでは電気刺激に対して能動的に注意を向けると，体性感覚誘発電位の振幅が大きくなることが報告されている[34]．これは体性感覚野において，能動的注意を向

## 第1章 リハビリテーション臨床のための脳科学

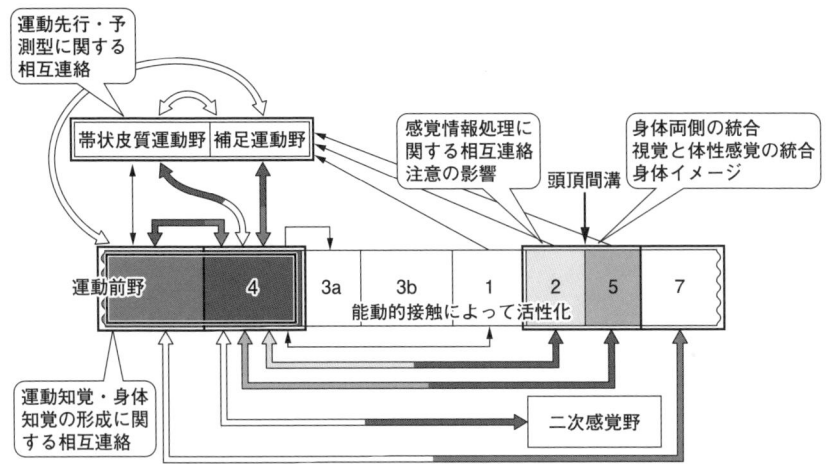

**図1.9 体性感覚野と運動野・運動関連領野を中心とする大脳皮質間連結**
3野と4野には直接的な機能連結はなく，3→1→2野（あるいは3→1，あるいは3→1→2, その後の連合野処理）の階層処理を終えた情報が4野に投射されている．これは，3野で体部位再現された後に注意の機能を用いて外部環境を知覚しようとする能動的な要因に応じた身体の再現領域の拡大と多指との関係性によって再現される．つまり，1野，2野は感覚入力だけでなく注意の影響を大きく受けることになり，他動的な運動には反応せず，能動的に身体と外部環境との関係性や知覚（探索）しようとするアクティブタッチの際に反応する．さらに，これらの階層処理は，補足運動野や運動前野への投射があることから，運動イメージや運動観察に関するネットワーク，運動や身体知覚の形成に関する相互連絡がある．
(丹治順：脳と運動—アクションを実行させる脳. 共立出版, 1999 より，一部改変)

けることで大脳皮質ニューロンの刺激感受性を高め，期待される感覚に対する検出感度を高めていると考えられている．Irikiら[35]は，サルが手指で物体に触れる際に，選択的注意の強さと体性感覚野の活動の強さに正の相関があること，また選択的注意の効果は刺激に対する反応性の向上のみならず，必要な情報を取捨選択する役割にも関与することを報告した．この実験により，大脳皮質の体性感覚野においても，刺激との接触がなくてもより高次な上位中枢からの制御的な情報処理があることが示唆された．さらに，選択的注意による活動は視床から直接入力を強く受ける3野ではなく，一次体性感覚野の中でも，より高次な情報処理過程に関与する2～5野を中心に存在す

ることが明らかにされている．1野では，単に他動的（passive）かつ身体を分解して触覚情報を認識しているわけではなく，身体を複合して全体的に多肢で捉えようとする働きをもっている[32]．つまり，1野に向かうにつれて，複数の関節運動の統合および再現となる．2野は，単に触覚的なものだけではなくて，圧覚や摩擦，曲面や形の違いの識別時などいわゆる体性感覚のすべてを統合する領域である．1野は2野，そして1野と2野は一次運動野と頭頂連合野に投射する順序性をもっておりそれぞれ役割が異なる．1野に向かうにつれて，複数の関節運動の統合および再現となり，2野に向かうにつれて運動感覚の処理も統合される．このように感覚野が3つに分かれているということには意味があり，臨床においては，はじめに3野に向けた接触課題（素材など）が重要になる．なぜなら，単指で3野の感覚（素材の感覚）を捉えることができなければ，複指で捉えるということは難しいということになり，他の感覚モダリティ（圧や摩擦など）との統合や運動感覚の処理ができないことになる．そのため，まずは3野からアプローチし，問題がなければ難易度を変更していきながら1野，2野の情報処理を考慮した課題の設定が必要になる．

このように感覚情報の処理に階層性があり，3，1，2野全体で考えると感覚と運動の情報処理が同時に行われている（図1.9）．つまり，自分自身の身体が刺激されているという感覚ではなく，環境（外部の情報）と身体（内部の情報）が統合されることで接触している対象を知覚するという体験（対象認知）が生じていることになる．一次体性感覚野で処理された情報は5野に向かい，ここで身体の両側の統合と一次視覚野から背側経路を経由して処理されてきた空間情報と統合される．さらに5野は，一次運動野，補足運動野，7野へ相互連絡関係の投射線維をもっている．7野は，運動前野へ相互連絡関係の投射線維をもち，運動知覚，身体知覚の形成に関与している．さらに，39野，40野へ投射線維をもち，上肢の把握運動のようなより複雑な情報処理を必要とする運動の感覚情報変換に関与していく．つまり，5野，7野と運動関連領域における背側経路は，比較的無意識な運動に関与し，39野，40野と運動関連領域における腹側経路は，複雑かつ意識的な運動に関与すると考えられている．また，5野や7野では，視覚刺激でも体性感覚刺激の

どちらでも発火するバイモーダル・ニューロンが発見されている（図1.8参照）[36]．

臨床においては，患者が身体の体性感覚を知覚し，適切に認識するためには，必要な感覚情報に対して適切に注意が向けられている必要がある．また，これらの情報処理から考えると体性感覚と体性感覚，体性感覚と視覚などといった感覚情報間の変換（同種・異種感覚統合）も重要となることが考えられる．

### 1.2.3 一次運動野

一次運動野は吻側部（rostral）と尾側部（caudal）に分けられる．吻側部は，系統発生学的に古くOld M1あるいは4a野と称されている．一方，尾側部は高度な霊長類，特にヒトで発達した領域でありNew M1あるいは4p野と称される．4a野は運動実行の性質を強くもち，その出力は皮質脊髄路から脊髄介在ニューロンを経由して脊髄運動ニューロンを興奮させる．さらに，4p野は脊髄運動ニューロン上に直接シナプス結合するものである（図1.10）．これらは，高度にスキル化された運動に関係し，単なる出力系ではなく知覚を含めた複雑な運動に関与することが報告されている[37]．脊髄髄節レベルでいうと4a野はより上位に，4p野は下位に結合しており，ヒトの上肢でいうと近位の筋群は4a野の支配を受け，遠位の筋群はより多くが4p野の支配を受けることがわかっている．Sharmaら[38]は，麻痺側への体性感覚入力が4野の興奮性を高めることから，麻痺側への体性感覚入力が運動回復に関係する可能性を報告した．4a野は，筋・関節の固有感覚の入力を豊富に受けるが，4p野は皮膚感覚の入力を豊富に受ける．特に4p野は手指の神経細胞が豊富であることが報告されている[39]．つまり，近位筋には固有感覚，遠位筋には固有感覚だけでなく，皮膚触覚が必要である．手指は，道具に接触し巧緻的に把持し操作するために大事な身体部位である．しかし，脳血管障害後の手の機能回復が乏しい理由として，手指が道具に接触しそれを能動的に知覚する機会がきわめて少ないといった環境要因があるのではないかと仮説立てることができる．そのため，臨床においては，運動麻痺が生じている四肢に対して，他動運動であっても環境と身体を相互作用させながらセラ

第1章 リハビリテーション臨床のための脳科学

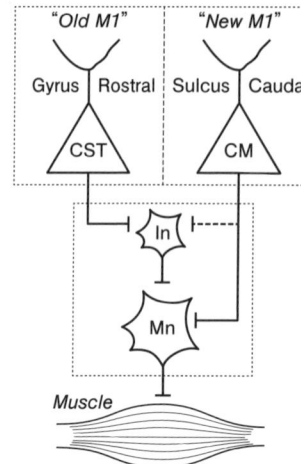

Gyrus：脳回
Rostral：吻側部
CST：皮質脊髄路（介在路）
Sulcus：脳溝
Caudal：尾側部
CM：皮質運動ニューロン（錐体路）
In：脊髄介在ニューロン
MN：脊髄運動ニューロン

**図1.10　一次運動野におけるOld M1とNew M1**

4a野（Old M1）は運動実行の性質を強くもち，その出力は皮質脊髄路から脊髄介在ニューロンを経由して脊髄運動ニューロンを興奮させる．さらに4p野（New M1）は脊髄運動ニューロン上に直接シナプス結合するものである．

(Rathelot JA, Strick PL：Subdivision of primary motor cortex based on cortico-motoneuronal cells. Proc Natl Acad Sci USA. 2009;106:918-923 より)

ピストが動かし，探索行為をさせることが重要になってくる．能動的触覚を意識しながら動かすといった理由は，前述したように3野と4野は直接的な機能連結はなく，感覚に注意を向け3→1→2野（あるいは3→1，あるいは3→1→2，その後連合野処理）の階層処理を終えた情報が4野に入力されるからである（図1.9）．一方，固有感覚に伴う運動感覚は直接4野にも入力されることがわかっている．

またSharmaら[40]によって，損傷側4p野の活動の大きさおよび損傷後の活動変化と運動機能回復に正の相関がみられることが明らかになり，皮質下脳卒中の4p野の活動は，対象者の運動機能を予測する手段として注目されている．この際，4p野の活動を調べるために用いられた手段が運動イメージであった．先行研究では，脳卒中片麻痺患者において母指と他指との順序的な対立運動を用いた運動イメージによって，4p野の活動が大きくなる症例では運動機能回復が起こりやすいことが報告されている（図1.11）．すな

第1章 リハビリテーション臨床のための脳科学

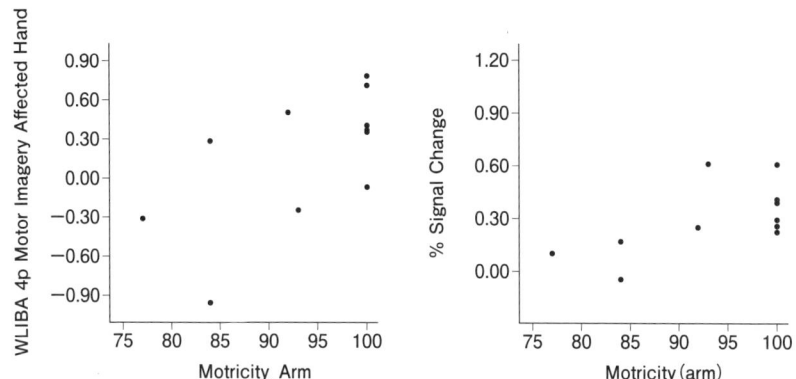

**図1.11 運動イメージ中における4p野の活動と運動機能回復との関係**
左図は損傷側4p野の活動の大きさと上肢運動機能に相関があることを示したもの（r=0.61, p<0.05）.
右図は損傷側4p野の活動変化と上肢運動機能の改善に相関があることを示したもの（r=0.66, p<0.05）.
皮質下脳卒中の4p野の活動は，患者の上肢運動機能を予測すると同時に，4p野の興奮性に運動イメージが関与することが明らかになった．つまり，運動イメージ想起に伴い4p野の活性化が起こる脳卒中患者は運動機能回復が起こりやすい．
(Sharma N, Simmons LH et al : Motor imagery after subcortical stroke : a functional magnetic resonance imaging study. Stroke. 2009;40:1315-1324 より)

わち，運動イメージ想起に伴い4p野の活性化が起こる脳卒中患者は運動機能回復が起こりやすいと言及している．さらに，脳卒中後の4p野の運動機能再編成に伴う神経可塑性メカニズムに関連したさまざまな先行研究をレビューし，運動機能回復においては，①麻痺側への体性感覚フィードバック，②運動イメージや運動観察に伴う運動予測型の脳活動，③運動発現における皮質脊髄路経由の発火が有効であるとしている[38]．運動発現において適切に皮質脊髄路を経由して発火させるためには，①と②の神経ネットワークの組み合わせが必要である．

一方，身体部位間における脊髄下降路の相違としては，肩関節や肘といった身体近位部と手指のような身体遠位部では関与する皮質脊髄路が異なることが明らかにされてきている．佐々木ら[23]はマカクザルの第5頸髄との皮質脊髄路を切断することで，上肢の到達把握運動時に把握動作は可能である

が，母指と示指による preshaping（つかむ準備，図1.6参照）が障害されるとしている．このことから，ある程度の到達運動は脊髄固有路で遂行可能であるが，つまみといった巧緻動作は大脳皮質の関与が大きいと考えられている．さらに，下等な動物では一次運動野から脊髄運動細胞を直接興奮させる経路が存在せず，脳幹や高位頸髄で一度介在ニューロンを介する脊髄固有路の経路によって運動が実行される．しかし，マカクザルでは，直接的な経路が存在しており，髄節レベルからも手や手指のニューロンが多いことが明らかにされている[25, 41]．

これらの知見を統合すると，臨床において脳卒中後の手の機能回復を促進するためには，運動実行に先立ち麻痺側での感覚情報処理，能動的な触知覚課題，そして運動イメージを伴うシミュレーション過程，道具を接触し操作するといったイメージ課題が含まれなければならない．さらに，肩などの身体近位部には上記の手順を考慮した固有感覚のフィードバックを伴う空間情報の識別課題や，手（特に母指）などの身体遠位部にはそれに加えて，皮膚感覚のフィードバック処理を伴う接触情報の識別課題などを臨床導入することで4p野の興奮性を高められる可能性がある．脳卒中後の上肢機能回復をめざす挑戦の一つは，このような臨床仮説から生まれている．

### 1.2.4 大脳基底核による運動制御の仕組み

日常の生活の中では，「歩く，食べる，会話をする，仕事をする」などありふれた運動や行動に大脳基底核（基底核）が関与している．基底核の機能を理解するうえで重要なことは，基底核のもつ強力な抑制作用と脱抑制と標的となる脳幹や大脳皮質による運動制御のメカニズムである．臨床においては，ほとんどの症例が直接的あるいは間接的に基底核と関わりのある領域の損傷であり，基底核における運動制御の仕組みを理解しておく必要がある．ここでは，運動の制御を中心に解説していく．

私たちの運動や行動は，生得的パターン運動，情動行動，随意的な運動や行動の3つのカテゴリーに分類される[42]．生得的パターン運動としては，咀嚼や嚥下，サッケードなどの眼球運動，姿勢制御，歩行などがあげられ，脳幹と脊髄にこれらの運動を生成する神経機構が存在する．情動行動は，「闘

第1章 リハビリテーション臨床のための脳科学

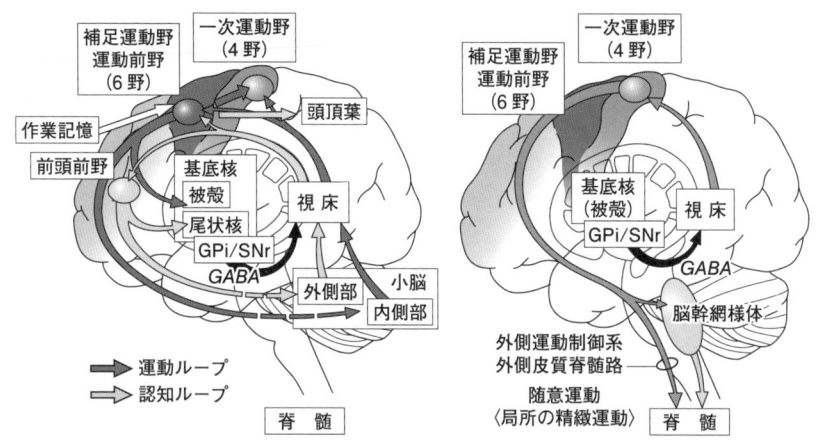

図1.12 基底核による随意運動の制御機構

運動ループ；一次運動野・運動前野・補足運動野などの大脳皮質は被殻と小脳内側部の間に運動ループを形成し，運動プログラムが生成される．プログラムは一次運動野に送られ，運動の指令信号に変換される．プログラムのコピーは頭頂葉と小脳に送られる（フィードフォワード）．
認知ループ；前頭前野は尾状核と小脳外側部の間に認知ループを形成し，行動の計画が生成される．行動の計画のコピーは小脳に送られる（フィードフォワード）．
(高草木薫：大脳基底核による運動の制御．臨床神経学．2009;6:325-334 より．一部改変)

争」や「捕食」などであり，辺縁系や視床下部から脳幹への投射系は，脳幹・脊髄のパターン運動生成機構と自律神経系を動員する．随意的な運動は，大脳皮質で生成される認知情報や記憶，意志が必要である．基底核は，脳幹，辺縁系，大脳皮質への投射を介して，"生得的なパターン運動"，"情動行動"，"随意的な運動や行動"を制御する．

　基底核による運動の調節としては，①基底核への入出力系，②"抑制強化"と"脱抑制"，③ドーパミン作動系と強化学習があげられる．基底核を取り巻く神経回路は，「大脳皮質→基底核→視床→大脳皮質」といったループで形成されている（図1.12）．このループには，一次運動野・運動前野・補足運動野などの大脳皮質は被殻と小脳内側部の間に運動ループ，前頭前野は尾状核と小脳外側部の間に認知ループ，前頭眼野から始まる眼球運動ループ，辺縁系から始まる辺縁系ループがあり，運動制御機能に加えて認知・情動な

どの精神機能に関与する[43]．一方，姿勢や歩行などは，基底核―脳幹系で制御される[44]．

大脳皮質からの興奮性の出力信号は，基底核の入力部である線条体（被殻；運動ループ，尾状核；認知ループ）に入り，線条体から抑制性の信号が出力核の淡蒼球内節（internal segment of globus pallidus：GPi）と黒質網様部（substantia nigra pars reticulata：SNr）に至る（大脳皮質→線状体→SNr/GPi）．次にSNr，GPiからの抑制性の信号は脳幹と視床を介して大脳皮質に作用する．通常，出力核のSNr，GPiからの抑制性の信号は数十Hzで活動し，大脳皮質と脳幹の活動を抑制している（SNr/GPi→脳幹/視床→大脳皮質）[45]．つまり，出力核のSNr，GPiからの抑制性の信号は，線状体からの抑制性の信号により抑制され，大脳皮質と脳幹の活動を脱抑制させることになる．出力核のSNr，GPiには，線条体からの直接路と間接路（線条体→淡蒼球外節→視床下核→SNr/GPi，線条体→淡蒼球外節→SNr/GPi），大脳皮質から視床下核を経由するハイパー直接路（大脳皮質→視床下核→SNr/GPi）が収束し，出力ニューロンの活動はこの3つの経路で調節される（図1.13）[46]．

大脳皮質からの信号は，はじめにハイパー直接路を興奮させることで，大脳皮質や脳幹の活動への抑制を強化する．次に，直接路によってSNr，GPiの出力を抑制（減少）させるため大脳皮質や脳幹が活動する（脱抑制）．最後に，間接路の働きによって大脳皮質や脳幹への抑制が強化され，皮質や脳幹の活動を調整する．この3つの経路の仕組みにより，大脳皮質における不必要なプログラムは抑制され，必要なプログラムが正確なタイミングで遂行される．基底核の出力は，①脳幹に作用して生得的なパターン運動の制御に，②辺縁系に作用して情動行動の調節に，そして，③視床→大脳皮質投射系に作用して随意運動の調節に関与する[41]．大脳皮質への出力は，一次運動野に加えて，補足運動野や運動前野に投射することで運動プログラムの生成に，前頭前野に投射することで行動計画や作業記憶などに作用し，行動発現に関わる私たちの「意志」決定にも関与する．

黒質緻密部のドーパミン細胞は線条体に投射し，直接路と間接路の活動を修飾する[47]（図1.13）．ドーパミンは，直接路に対し興奮性に，間接路に対

第1章 リハビリテーション臨床のための脳科学

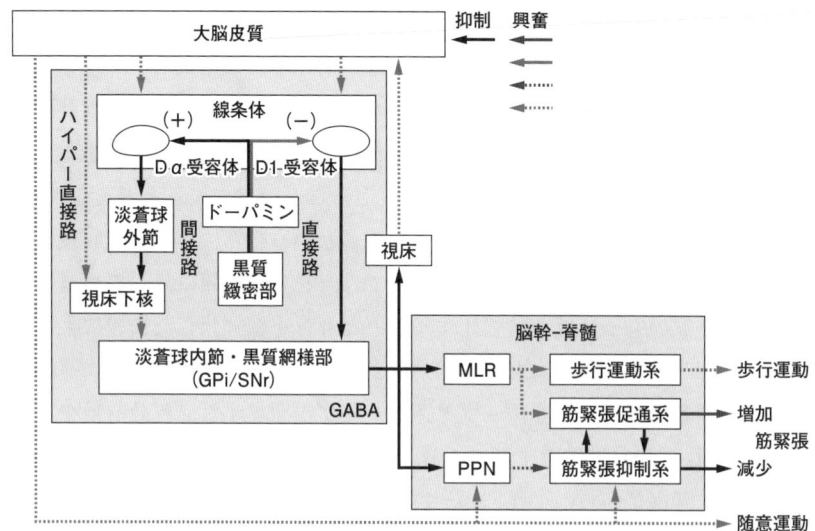

**図1.13 基底核のドーパミン作用運動回路モデルと基底核―脳幹系**
黒質緻密部のドーパミン細胞は線条体に投射し，直接路と間接路の活動を修飾する．ドーパミンは，直接路に対し興奮性に，間接路に対し抑制性に作用することで基底核の出力を調整する．つまり，ドーパミンの減少は直接路を抑制し，間接路を亢進させるので，結果的に基底核の出力が増加する．反対に，ドーパミンの増加は基底核の出力を減少させる．
(高草木薫：大脳基底核による運動の制御．臨床神経学．2009;6:325-334 より．一部改変)

し抑制性に作用することで基底核の出力を調整する．つまり，ドーパミンの減少は直接路を抑制し，間接路を亢進させるので，結果的に基底核の出力が増加する．反対にドーパミンの増加は基底核の出力を減少させる．パーキンソン病では，ドーパミン細胞の変性によって，基底核の出力が亢進し，ハイパー直接路と間接路による抑制が強化されるため，直接路による脱抑制が働いたとしても相対的に大脳皮質や脳幹，辺縁系は抑制され十分に活動することができない．その結果，歩行障害や嚥下障害，情動表出の低下，随意運動の障害（運動減少）などが出現する．つまり，最適な運動や行動の生成と強化には，ドーパミン作動系が関与する．報酬系としてのドーパミン作動系は，私たちの行動や運動が適切（成功）に遂行され，さらにその行動や運動に価

値が付加された形で情動系に作用した場合には，ドーパミンが放出され，その際に活動していた神経回路は強化される．前述したようにドーパミンは，前頭連合野や辺縁系にも作用する．強化学習とは，認知ループ（行動計画）や運動ループ（運動プログラム），辺縁系ループにおける使用依存的な正の学習（成功体験）効果によって可塑性が生じることで成立すると考えられる．

たとえば，前述した「コップの水を飲む」という行為における基底核の働きについて考えてみる．この行為においては，必要な情報に対して注意を制御し，コップのもつ属性を情報化することと身体を細分化した情報によって到達・把握・操作運動プログラムが生成される．この際に前頭前野，運動関連領域の活動に伴った認知ループと運動ループが関与する．運動前野や補足運動野には，"姿勢制御と上肢の到達・把握・操作運動のプログラム"が生成される．基底核からの"脱抑制"により運動前野や補足運動野の姿勢制御プログラムは脳幹へ，そして，到達・把握・操作運動のプログラムは運動野へ伝達される．次のプロセスは"姿勢制御"である．基底核からの抑制解除と運動前野や補足運動野からの皮質―網様体投射の働きにより，網様体脊髄路（内側運動制御系）が活動し，上肢の到達・把握・操作運動を可能にするための体幹・上下肢の関係性（コップと身体との位置関係や各身体部位の位置関係などのアライメント）や筋緊張が算出される．したがって，脳幹に対する"基底核からの脱抑制"と"大脳皮質からの興奮"といった協調的な作用によって姿勢が制御される．そして，"到達・把握・操作運動の実行"においては，基底核からの脱抑制により，運動野から到達・把握・操作運動が外側皮質脊髄路を介して脊髄に到達し，"コップをつかむ"動作が実現する．すなわち，随意運動の実現には，感覚情報の入力とともに複数の神経機構が動員されることが必要になってくる．その中で基底核は，その行為における身体と環境との相互作用における時間的・空間的な協調的活動を調節する役目を担っている．

臨床においては，基底核の調整系のメカニズムをふまえて患者を観察し，運動や行為の異常がどのような基底核の異常として捉えられるか，さらにどのような課題提示が基底核の異常を改善できるかを考慮していかなければならない．

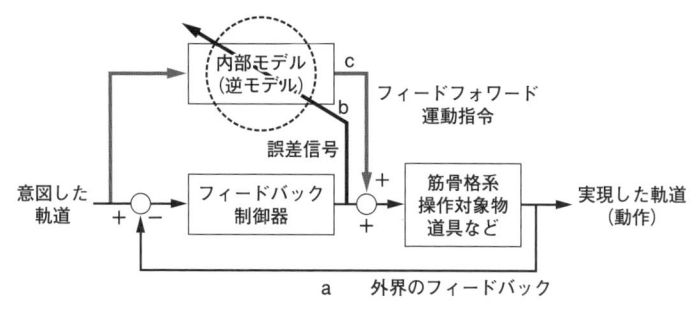

図1.14　小脳におけるフィードバック誤差学習スキーマ
a：新規な運動を学習し始めた時期（外界の感覚フィードバックに頼った運動）.
b：フィードバック制御システムの出力を「誤差信号」として内部モデルをトレーニングする時期.
c：感覚フィードバックに依存しなくても運動が成立する時期（フィードフォワード制御による運動）.

(Kawato M：Internal models for motor control and trajectory planning. Curr Opin Neurobiol. 1999;9:718-727 より，一部改変)

## 1.2.5　認知機能としての小脳内部モデル

　上肢の運動制御の仕組みを考える際に，内部モデル[48]の概念が重要である．内部モデルは，順モデルと逆モデルからなり，随意運動における順モデルは，「運動指令によってどのような運動を引き起こすか．その結果，得られる感覚のフィードバック情報がどのようなものか」というシステムである．逆モデルは，順モデルと対応関係の内部表現であり「ある動作を行う際に，得られる感覚のフィードバック情報を予測し，予測のもとにどのような運動指令を出力させるか」というシステムである．このような対応関係を運動開始前から計画することが可能であれば，感覚フィードバックに頼ることなくフィードフォワード制御によって速く，正確な上肢の運動が行える．Kawatoら[48]は，内部モデルの学習過程について「フィードバック誤差学習スキーマ」というモデルを提唱した（図1.14）．新たに運動を学習する際には，はじめは外部環境や身体内部の感覚フィードバックを頼りに，遅くてぎこちない運動になる．しかし，運動開始前にあらかじめ運動を予測し，予測とフィードバック制御システムの出力を「誤差信号」として内部モデルの練習や訓練をすることで，意図した動作からそれを実現するための運動指令への

変換ができるようになり、感覚のフィードバックに依存しなくとも速くて正確な運動が行えるようになる[48, 49]．内部モデルの獲得には，前頭葉・頭頂葉・後頭葉の一部を含む広範な領域から小脳外側部への投射と小脳外側部から運動野，運動前野，前頭前野，頭頂葉などの広範な領域への投射が明らかとなっており，小脳が重要な役目をもつ[48]．これらのネットワークは，学習が進むにつれて活動領域は限定されることがわかっている．

### 1.2.6 運動イメージ

運動イメージとは，過去の経験を短期記憶に移動させ，その記憶（心像）をより具体的に想起する心的行動を指し，感覚からのフィードバックを伴わない脳のトップダウン処理と解釈できる[50]．私たちは，この運動イメージを予測制御として日常生活動作の中で常に利用している．たとえば，ボールを投げる際に，一次運動野から筋肉までに下降する情報が運動前野，補足運動野，小脳（二次的運動関連領野）にコピーされる．また，筋肉からのフィードバック情報は，一次運動野，運動前野，補足運動野，体性感覚野，小脳に送られていると考えられている[51, 52]．コピー情報と実際のフィードバック情報は，二次的運動関連領野において比較照合され，その情報が身体・運動スキーマとして頭頂葉と運動前野の一部として考えられている44野に格納されると考えられている[53]．小脳は，運動学習の中枢であり，誤差を検出する領域である．一方，補足運動野や運動前野には，運動の記憶が保存される．空間的な記憶は頭頂葉に，運動の記憶は前頭葉に保存される．視覚的な運動をコントロールした経験は運動前野に，自分の身体の感覚的な経験は補足運動野に保存される．つまり，これらの記憶とフィードバックを照合していくためには，運動前後におけるコピー情報によってコピーどおりに運動が遂行されているかどうかということが一次運動野に伝達される．そこでまた修正していくというのが正常な脳の学習の仕方である．したがって運動野は，予測としてのコピー情報とフィードバック情報を照合していくということを二次的運動関連領野から教えてもらうということ（教師あり学習）になり，運動を円滑に行えるようにしている[54]．通常，コピー情報は運動によってかき消されるため意識化することはできない．この経験を，運動を引き起こさず

に視覚的あるいは体性感覚的に思考（意識化）する過程にイメージがある．前者を視覚イメージ（三人称的情報），後者を運動イメージ（一人称的情報）と呼ぶ．

円滑な運動のためには適切な予測が，適切な予測のためには適切な遠心性コピーが必要となり，遠心性コピーが適切であるためには運動指令が適切でなければならない．さらに，適切な運動指令をつくるためには適切な記憶が必要となる．記憶から取り出された一連の信号は，二次的運動関連領野経由で遠心性コピーやイメージを生成して未来を予測しているのである．つまり脳は，環境からの感覚情報をすべて受け取っているのではなく，記憶が生成する予測感覚と環境からの感覚情報との差を受け取り，その誤差を処理することで効率的に運動，行為を実現していると言える．

運動イメージ中には，実際に運動した時と同等な背外側運動前野，前補足運動野，帯状回運動野，前頭前野下部，頭頂葉連合野，小脳といった領域に活動が得られる[55]（図1.15）．さらに，電気生理学的報告においては，運動をイメージさせることで脊髄神経系を興奮させることがわかっている[39]．これらの知見から，運動イメージが運動麻痺の回復や行為の再獲得といった「運動学習」に不可欠であると考えられ，訓練のツールとして活用すべきものとなる．前述（「1.1.2　脳損傷における回復時期という観点からみた可塑性」）したように，脳損傷からの回復過程においては，新しい身体を学習するにあたり多数の脳領域が活性化し，過剰な筋収縮を要求することは異常な病理を学習することに繋がりかねない．そのため，筋収縮に先行する運動イメージが，異常な病理を制御していく可能性がある．

## 1.3　リハビリテーション臨床で脳の可塑性を活用する方法

これまで述べてきたように，脳の可塑性とは脳全体にわたる広範囲な生物学的変化であり，そうした変化の方向性や強度に強く影響を及ぼすものが「情報化」である．喩えて言えば，脳の可塑性とは神経系の生きたネットワークであり，このネットワークには自己を再構築する力が生物本来の力として備わっている．しかしこうした自己修復するネットワークが何を自分にとっ

第1章　リハビリテーション臨床のための脳科学

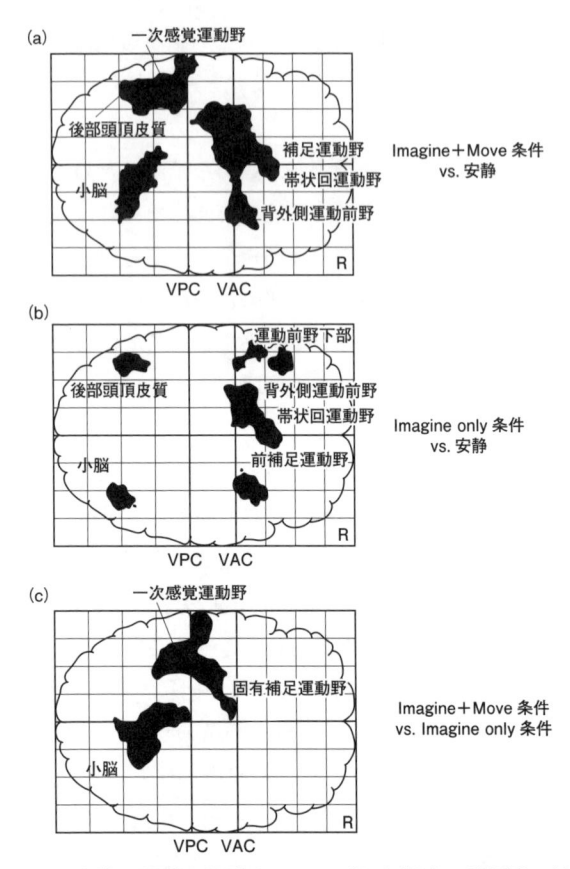

**図1.15　実際の運動と運動をイメージした場合の脳活動の比較**
各条件において有意な血流増加を認めた領域
a：実際の運動条件；一次感覚運動野，背外側運動前野，補足運動野，帯状回運動野，頭頂連合野，小脳．b：運動イメージ条件；背外側運動前野，前補足運動野，帯状回運動野，頭頂葉連合野，前頭前野下部．
c：実際の運動と運動イメージ条件の比較；一次感覚運動野，補足運動野の後方（固有補足運動野），小脳などが実際の運動に伴い活動が増加している．
(Deiber MP, Ibañez V et al：Cerebral processes related to visuomotor imagery and generation of simple finger movements studied with position emission tomography. Neuroimage. 1998;7:73-85 より）

て重要な「情報」とするかによって，再構築されるネットワークは元々そうであったものとは異なった，単純で，応用性・融通性のない形で修復される

第1章　リハビリテーション臨床のための脳科学

可能性がある．リハビリテーション臨床で「代償動作（ないし運動）」と呼ばれているものも，そうした複雑さや多様性の欠如した運動制御のためのネットワークの姿であると言える．生物本来にそうした脳の可塑性が備わっているということは，リハビリテーション臨床においてはそうした可塑性を誘導する必要がない，ということを意味しない．むしろ逆に，脳の可塑性は，それを放置することによって，手近の最も乏しい情報をもとにその情報化に依存して，最も早急にネットワークの再構築を行うのである．したがってリハビリテーションにおける最も重要な狙いとは，脳損傷以前の多様で柔軟なものにより近い形で情報ネットワークの再編を促すために必要な学習過程を患者に提供することになる．このように，リハビリテーション臨床は，患者の脳機能の変化を促すのみならず，それを適切な学習過程によって実現するものでなければならない．

　本節では，リハビリテーション臨床を脳科学的な試みとして理解するための一連の流れについて説明する．

### 1.3.1　臨床における脳科学的な問題を抽出する

　問題を抽出していくためには，環境からの情報がどのように処理されていくかを考えていかなければならない．最初にも述べたように，脳が身体という道具を操作して環境と相互作用する中で認知するといった枠組みをもち人間は生きている．認知とは，そこにおける人間の知識の獲得過程であり，個人が生得的あるいは経験的に獲得した情報をもとに，選択的に取り入れた環境からの情報の意味を判断する能力である．つまり認知とは，人間が環境の中で生きる際に脳で行われる情報処理の過程（認知過程）全般を指し，この認知過程を理解することが問題を抽出するための手段である．

　一般的に認知過程とは，知覚，注意，記憶，判断，思考，イメージ，予測，言語など，さまざまな要素から成り立っており，これらの要素は決して独立しているわけではなく，密接な関係をもって機能している．認知過程によって人間は物事やその変化に関する新しい情報を脳に蓄積し，その意味を構築する．そして，それに対して運動・行動・行為という形で働きかけることもできるし，それを外部（他者）に伝えることもできる．

## 第1章　リハビリテーション臨床のための脳科学

　認知過程の最初の段階は，感覚情報の受容である．「感覚」とは，視覚，聴覚，味覚，嗅覚，体性感覚（触覚，圧覚，筋感覚，温度感覚）などの，いわゆる"五感"である．それらの情報は，身体に分布する各種の感覚受容器から脊髄を介して，信号として脳に伝えられる．これらの信号は，膨大かつ絶え間なく脳に送られているが，人間は注意の機能を通して，それらを必要性に応じて選択している．必要性に応じた感覚情報が，注意によって選択される過程を「知覚」と呼ぶ．脳血管障害患者では，感覚情報に対する注意の向け方に混乱を示すことが多い．そのため，どの感覚情報に対して注意を操作できないのか，あるいは回復に向けてどのような感覚情報へ注意を向けなければいけないのかを評価する必要がある．運動の回復を目的にするのであれば，先に述べた感覚情報の処理と運動野の関係を考慮し，患者の状態に合わせた課題が選択される．また，知覚にはもう一つの重要な側面が含まれる．それは，選択された感覚情報を「統合」することである．この場合の統合とは，種類の異なる感覚情報（異種感覚モダリティ）が，ある同一の対象を表していることを理解することである．感覚情報が対象を表すことを「表象」と呼ぶ．たとえば，リンゴが赤い色で丸い形に見えることは，視覚情報によるリンゴの表象である．また，甘酸っぱい香りと味をしていることは，嗅覚および味覚によるリンゴの表象である．このような異種感覚情報の統合は，大脳皮質の各連合野で行われている．このような統合は過去の経験において学習・記憶されたものであるが，それは対象に対する人間の働きかけ，すなわち運動・行動・行為を大きく規定する．たとえば，目で見てリンゴだと判断された物体を手で掴んだ際に異常なくらい柔らかいと感じた場合，通常であればそのリンゴを食べるという行動はとらないはずである．

　そして認知とは，以上のような過程を経て知覚された内容に「意味づけ」が行われることである．運動の場合，主に自分の身体制御にとっての意味である．このことを「片脚立位の保持」という具体的な運動で考えてみよう（図1.16）．健常者でも閉眼で片脚立位を保持することは容易ではない．その保持のためには，立脚側の足底に注意を向けて足圧の移動を「知覚」しなければならない．そして，足圧が外側に移動すれば，そのことに「重心が自分の身体の外側に移動した」という意味を見出し，それを中心に戻すために足関

# 第1章　リハビリテーション臨床のための脳科学

感覚情報の受容（五感）＝入り口

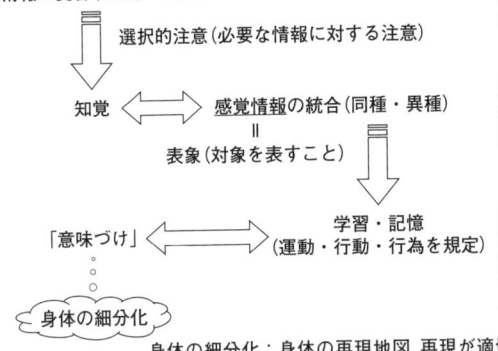

↓　選択的注意（必要な情報に対する注意）

知覚　⇔　感覚情報の統合（同種・異種）
　　　　　＝
　　　　　表象（対象を表すこと）

↓

「意味づけ」　⇔　学習・記憶
　　　　　　　　（運動・行動・行為を規定）
　⋮
身体の細分化

感覚情報；片脚立位時に視覚，各身体部位の体性感覚などさまざまな感覚情報が入力されている

知覚；片脚立位時にさまざまな感覚情報の中から足底の圧の移動に注意を向け知覚する

意味づけと学習；足圧が外側へ移動（重心が支持基底面の外側へ移動）⇒転倒を防止するために足圧の内側（支持基底面内）へ移動させるために大脳が筋収縮を命令

身体の細分化；身体の再現地図．再現が適切でなければ足底の外側・内側の判断ができないため，バランスを制御できないことになる

**図1.16　認知過程と運動学習（片脚立位）**

片脚立位の制御を考えた場合，多くの感覚情報の中からバランスを制御するために必要な感覚情報に注意を向け知覚する．たとえば，足底の圧の移動を考えた場合，圧の移動に伴い制御するためにはどの位置に圧を保持させるかが関わってくる．つまり，圧が外側へ移動すれば内側へ戻すといった知覚情報に対する意味づけが行われる．感覚情報を知覚し，内側へ戻すといった意味づけができることが学習として考えられる．意味づけをするためには，足底の外側・内側を判断するための身体の再現が必要となる．リハビリテーションにおいて，知覚さらに細分化は最初の段階から構築させていかなければならない．


節の外反筋群に適切な収縮命令が出されなければ外側方向に転倒してしまう．

　もう一つ重要なことは，意味づけするためには「受容表面」としての身体を「細分化」して用いなければならないということである．上記の立位保持でも，足圧の移動は，足圧を足底の内側では知覚できるが外側では知覚できないという状況では感じ取れない．また，細分化は異種感覚モダリティ間で行われることも多い．たとえば，母指と示指との対立運動で何かをつまむとき，2つの指の先端の触覚情報は両者の間に物体が介在していることを表すし，その時の指の関節の位置覚情報は，その物体の大きさを表している．そして，つまみ方を変える，すなわち細分化をより複雑にすることで，それが何か（対象認知）の意味づけが行われるし，それが過去に知覚された経験のあるものなら，その意味を記憶から引き出すことで，それが何なのか，それ

をどう扱えばいいのかは視覚に頼らなくてもわかる．

　以上のような意味づけは個人の発達過程，すなわち経験を通して行われ，知識として記憶・蓄積されていく．適切な運動・行動・行為は，それらの意味に基づいて実行される．運動学習（motor learning）とは，以上のようなプロセスを通して行われた運動の結果を知り，その調整の仕方についての知識体系を獲得していくことに他ならない．以上のような感覚―知覚―認知の仕組みを考えれば，人間が認知過程を働かせることなく運動・行動・行為を行うことは不可能である．

　患者を評価するうえでは，認知過程を理解するとともに2つの視点をもつことが必要である．1つは，患者の運動を観察して，運動学，運動力学，神経生理学などに基づいて運動を分析し，運動の出力がどのように障害されているかを思考する視点（外部観察）である．もう1つは，上述したように運動の異常が脳の認知過程における異常の結果，生じているという視点（内部観察）である[56]．内部観察は，目に見える形として捉えることはできないため，脳科学などのさまざまなデータをもとに認知過程のどの段階に問題を生じているかという「仮説立て」の形で行われる．つまり，表出された運動は環境から身体を介して得られた情報を，認知過程（中枢神経系）を通して処理し，運動野を通して出力された信号によって身体を動かし環境と相互作用する．言い換えれば，運動麻痺や高次脳機能障害といった特異的な表象が，「環境との意味のある相互作用の構築に何が障害となっているのか」を，相互作用を成立させている認知過程の異常という観点から分析していくということになる．

## 1.3.2　問題を引き起こす要因を認知過程（脳機能）の異常という観点から解釈し仮説立てる

　知覚と運動とは同時進行で実行されている．どちらかが先でどちらかが後に起こるというものではない．動くためには知覚しなければならないし，知覚するためには動かなければならない．両者は表裏一体の関係にあり，身体機能を支えるシステムとして働いている．しかし医学的に両者は分けて考えられる傾向にある．たとえば，神経学的には運動をつかさどる神経の下降（遠

## 第1章 リハビリテーション臨床のための脳科学

心）経路と感覚をつかさどる上向（求心）経路とを分け，そのどこに病変が起れば，結果としてどのような障害が起こるのかという診断学的な思考をするのが一般的である．このため，リハビリテーション医療の分野においても「運動障害」と「感覚障害」とは分けて評価・治療されてきた．しかし，知覚と運動を一つのシステムと捉え，両者がその関係性に破綻をきたしたため，言い換えれば認知過程に異常が起こったためと考えると，障害の捉え方はかなり異なってくる．

　このことを前述した「情報化」「内部モデル」との関係をふまえて上肢の機能システムで考えてみる．たとえば，テーブルの上にあるコーヒーカップに入ったコーヒーを飲むという動作は，まずカップということがわかり，そのカップがテーブルのどこにあるかという視覚情報から選択的にカップに注意を向け，必要な情報を知覚することから始まる．視覚情報は，段階を経て3次元的なものに変換され，頭頂葉（どこへ，どのように）や側頭葉（何か；カップ）への経路を通って対象認知の情報処理が行われる．知覚された視覚情報は，上肢の肩，肘関節などをどの方向へどの程度伸ばすかという運動覚情報と統合され判断される．また，カップがどの程度大きいかが見ただけでわからなければ，どれだけ手指を開いていいかわからないはずである．このように，自己を基準としたコーヒーカップの「方向」「位置」「距離（奥行き）」「傾き」「形状」「大きさ」を情報化し，到達運動のための運動の軌跡や身体の伸縮が運動関連領域によってシミュレーションされている．対象物に到達するためには，その対象物の「方向」や「位置」に応じて肩関節運動が数ある運動のレパートリーの中から一つ選択される．また肘関節の屈曲・伸展は，対象物との「距離（奥行き）」によって運動軌道における微調整が行われる．カップの「傾き」には前腕の回内・回外が対応する．これには，対象物を脳の中で心的回転（mental rotation）させるイメージ機能が重要となる．手がカップに近づくにつれて，カップの「形状」や「大きさ」に応じた構えや操作運動を予測しながら前腕の回内・回外，手関節の掌屈・背屈，手指の角度（つかむ準備 preshaping）が事前に微調整されて決定する．運動の軌道や手の形を合わせるといった運動制御には，視覚誘導型の空間情報が必要である．しかし，これだけではどの程度の力でカップを持ち，移動させるか

## 第1章　リハビリテーション臨床のための脳科学

といった力の調整には不十分である．対象物の硬さや重さなどの予測機能が必要であり，そのために接触しなくても複雑な情報処理を瞬時に可能にするための想起可能な身体の枠組みが存在する[51]．これは，過去の知覚経験が随意運動制御のための「内部モデル」として小脳に蓄積されている[48]．対象物のテクスチャー知覚からは，触らなくても見ただけでどのような触覚経験や摩擦が得られるかを予測することができる．これは，大きさから重さ，素材から硬さや触感を抽出できるといった感覚の予測である．すなわち運動を発現しなくとも，運動を準備することで期待される運動感覚が脳内で生成される．期待される運動感覚の生成は，記憶誘導型の運動制御メカニズムといわれ，知覚と運動の経験によって得た知識と視知覚における高度な情報処理過程を通して蓄積されたものである．そして対象物に接触した直後には，その特性に応じて手指でそれを握り（把握 grasp）あるいはつまみ（pinch），さらに目的に応じてそれを運搬（carry）し離す（release）といった操作を行う．その際に，接触によって得られた表面の性状（硬さや摩擦などの触覚情報）や重量がフィードバックされ，どの関節の運動をどのくらいの強さで行えばいいか，予測に基づいた運動と実際に得られた感覚情報との誤差を検出し，運動の修正や計画が立てられる．このように知覚された感覚情報間の統合は，大脳皮質の各連合野で行われている．到達運動の最終的なプログラムには，背側の頭頂葉と運動前野が関与し，把握・操作運動では腹側の頭頂葉と運動前野が関与する．そしてこれらのプログラムの調整（戦略・計画）に，前頭連合野，補足運動野，大脳基底核，視床，小脳といった領域が関連する[51]．つまり，知覚過程（感覚情報の入力や感覚情報に対する注意の向け方）に異常が生じても適切な運動は行われないし，調整，プログラム過程に異常が生じても適切な運動は出力されない．臨床においては，広範な損傷によって注意や重度な感覚運動障害を呈することも多いが，セラピストと患者が回復に向けて何を共有するかが重要である．たとえば，いわゆる痙性の抑制を目的とするならば，上肢が動く動かないを問題にするのではなく，運動野からの信号が脊髄前角細胞へ送られる必要がある．そのためには，上記のような認知過程においてどの段階で異常が生じているのかを認知過程（脳機能）の異常という観点から解釈し仮説立てていかなければならない．

第1章 リハビリテーション臨床のための脳科学

図中テキスト：
- 中枢神経系
- 筋収縮
- 情報
- 相互作用
- 対象（環境）
- 認知課題

- どのような情報の選択，情報の構築に問題を生じているのか？　その結果，どのような機能の変質が運動の異常を引き起こしているのか？

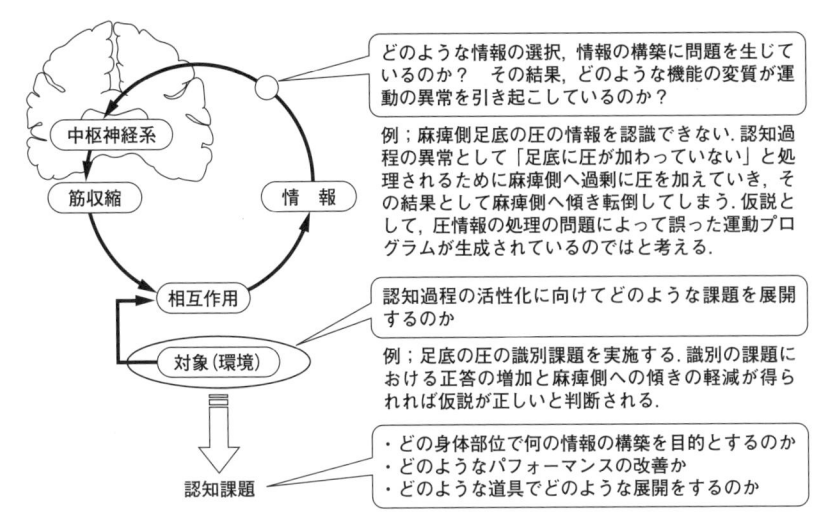

  例；麻痺側足底の圧の情報を認識できない．認知過程の異常として「足底に圧が加わっていない」と処理されるために麻痺側へ過剰に圧を加えていき，その結果として麻痺側へ傾き転倒してしまう．仮説として，圧情報の処理の問題によって誤った運動プログラムが生成されているのではと考える．

- 認知過程の活性化に向けてどのような課題を展開するのか

  例；足底の圧の識別課題を実施する．識別の課題における正答の増加と麻痺側への傾きの軽減が得られれば仮説が正しいと判断される．

- ・どの身体部位で何の情報の構築を目的とするのか
  ・どのようなパフォーマンスの改善か
  ・どのような道具でどのような展開をするのか

図1.17　認知課題の立案

患者を評価していくうえで，どのような情報の選択や情報の構築の仕方に問題が生じているかを推察する．その結果，誤った認知過程（認知過程の異常）が作動することによって運動の異常が引き起こされているという仮説を立てる．

認知課題は，セラピストが患者に識別させることを要求し，その難易度は患者の認知過程の障害の度合いに応じて提示する．そして，解釈した認知過程の異常要素を課題に盛り込んで患者に提示し，それに対する反応から仮説の妥当性を確認する．その反応によっては，課題の難易度などの細部を調整し，障害を受けた認知過程を活性化するための認知課題を考案する．

### 1.3.3　訓練によって仮説の妥当性を検証する（仮説の検証と脳科学的解釈）

可塑性（機能回復）の質は，それが自然発生的なものであれリハビリテーションにより導かれたものであれ，どのような認知過程が活性化されたのか，またそれがどのような様式を介して活性化されたかによって規定される．そのため，リハビリテーションの目的は，運動の発現に関与する認知過程に適切に介入することにある（図1.17）．課題は，セラピストが患者に識別させることを要求し，その難易度は患者の認知過程の障害の度合いに応じて提示する．そして，解釈した認知過程の異常要素を課題に盛り込んで患者に提示し，それに対する反応から仮説の妥当性を確認する．その反応によっ

ては，課題の難易度などの細部を調整し，障害を受けた認知過程を活性化するための課題を考案する[56,57].

　患者は，どのような動きの違いや感触の違い（差異）があるのかについて知覚仮説を立てながら探索し，知覚するとともに差異の検出によって内部モデルを構築していく．課題後には，自己で知覚しどのような運動であったかを実際に得られた情報との誤差の有無を言語化し，視覚や体性感覚で照合（検証）することで，どのように修正するかを思考する．前述したように，運動イメージとは運動を表象する体性感覚情報（運動感覚 kinesthese）を指すが，それは単なる知覚内容の記憶ではない．それは，たとえ未知の状況で運動を行っても，「ここでこのような運動を行えば，こういう感覚が生じるはずだ」という"運動の予期"そのものであり，知覚仮説は運動イメージの働きなしには立案できない．したがって課題を提示する場合には患者に運動イメージを効果的に想起させることが重要であり，"運動の予期"そのものが片麻痺特有な伸張反応の異常や連合反応，原始的運動スキーマなどを抑制することに繋がる．患者が，どのような運動や感覚をイメージしたかは外部から観察することができないため言語化を要求する．言語化は，患者がこれから行う課題に対し感覚，運動をどのようにイメージしているかをセラピストが知るためのツールであり，患者が自身の運動をモニタリングするためにも重要である．

　一つの問題を考案するためにセラピストに要求される思考と作業はきわめて複雑となる．それは，適用する身体部位，感覚モダリティ，さらには難易度に応じて柔軟に考案されなければならない．臨床においては，感覚障害や運動麻痺の程度もさまざまである．感覚情報の知覚の仕方に問題があると仮説立てるのであれば，先に述べた体性感覚情報の処理過程を考慮して課題を設定する必要がある．また，知覚過程における注意の向け方に問題があるのであれば，課題（感覚情報）に識別を要求する必要がある．さらに，運動麻痺が重度であっても注意と体性感覚情報の処理過程によって，運動野を含む運動関連領域との連結が生成されるのであれば，患者も課題遂行にあたり動かそうとする意図（能動的接触：アクティブタッチ）とセラピストによる他動的な誘導が必要となる．課題を通して表出された反応や運動の質によっ

## 第1章 リハビリテーション臨床のための脳科学

て，認知過程が活性化されたのかを判断し，脳科学のデータを並列的に解釈するという臨床思考が重要となる．

**引用文献**

1) http://www.mhlw.go.jp/toukei/saikin/hw/jinkou/suii06/deth7.html（参照 死因順位［第5位まで］別にみた死亡数・死亡率［人口10万対］の年次推移．厚生労働省）．
2) ベアー・コノーズ・パラディーソ：神経科学—脳の探求—．加藤宏司，後藤薫，他（監訳），西村書店，東京，2007.
3) Alt KW, Jeunesse C et al：Evidence for stone age cranial surgery. Nature. 1997；387：360.
4) Merzenich MM, Nelson RJ et al：Somatosensory cortical map changes following digit amputation in adult monkeys. J Comp Neurol. 1984；224：591-605.
5) Jenkins WM, Merzenich MM et al：Functional reorganization of primary somatosensory cortex in adult owl monkeys after behaviorally controlled tactile stimulation. J Neuriphysiol. 1990；63：82-104.
6) Nudo RJ, Wise BM et al：Neural substrates for the effects of rehabilitative training on motor recovery after ischemic infarct. Science. 1996；272：1791-1794.
7) Nudo RJ, Milliken GW et al：Use-dependent alterations of movement representations in primary motor cortex of adult squirrel monkeys. J Neurosci. 1996；16：785-807.
8) Liepert J, Miltner WHR et al：Motor cortex plasticity during constraint-induced movement therapy in stroke patients. Neurosci Lett. 1998；250：5-8.
9) Gold L, Lauritzen M：Neuronal deactivation explains decreased cerebellar blood flow in response to focal cerebral ischemia or suppressed neocortical function. PNAS. 2002；99：7699-7704.
10) Kozlowski DA, James DC et al：Use-dependent exagzeration of neuronal injury after unilateral sensorimotor cortex lesions. J Neurosci. 1996；16：4776-4786.
11) Kass JH：Plasticity of sensory and motor maps in adult mammals. Ann Rev Neurosci. 1991；14：137-167.
12) 川平和美，田中信行：脳における情報処理と可塑性の神経生理学的背景について．リハ医学．1995；32：670-687.
13) 塚田稔：可塑性神経回路とそのモデル．脳とニュートラルネット．甘利俊一，

第1章 リハビリテーション臨床のための脳科学

酒田英夫（編），朝倉書店，東京，1994，pp268-329.
14) Chollet F, DiPiero V et al : The functional anatomy of motor recovery after stroke in humans : a study with positron emission tomography. Ann Neurol. 1991;29:63-71.
15) Biernaskie J, Chernenko G et al : Efficacy of rehabilitative experience declines with time after focal ischemic brain injury. J Neurosci. 2004;24: 1245-1254.
16) Traversa R, Cicinelli P et al : Mapping of motor cortical reorganization after stroke. A brain stimulation study with focal magnetic pulses. Stroke. 1997;28:110-117.
17) Weiller C, Chollet F et al : Functional reorganization of the brain in recovery from striatocapsular infarction in man. Ann Neurol. 1992;31: 463-472.
18) Kakuda W, Abo M et al : Six-day course of repetitive transcranial magnetic stimulation plus occupational therapy for post-stroke patients with upper limb hemiparesis : a case series study. Disabil Rehabil. 2010;32: 801-807.
19) Small SL, Hlustik P et al : Cerebellar hemispheric activation ipsilateral to the paretic hand correlates with functional recovery after stroke. Brain. 2002;125:1544-1557.
20) Calautti C, Leroy F et al : Dynamics of motor network overactivation after striatocapsular stroke : A Longitudinal PET Study Using a Fixed-Performance Paradigm. Stroke. 2001;32:2534-2542.
21) Frost SB, Barbay S et al : Reorganization of remote cortical regions after ischemic brain injury : a potential substrate for stroke recovery. J Neurophysiol. 2003;89:3205-3214.
22) Calautti C, Baron JC : Functional neuroimaging studies of motor recovery after stroke in adults : a review. Stroke. 2003;34:1553-1566.
23) Lacroix S, Havton LA et al : Bilateral corticospinal projections arise from each motor cortex in the macaque monkey : a quantitative study. J Comp Neurol. 2004;473:147-161.
24) Lawrence DG, Kuypers HG : The functional organization of the motor system in the monkey. The effect of bilateral pyramidal lesions. Brain. 1968;91:1-14.
25) Sasaki S, Isa T, et al : Dexterous finger movements in primate without monosynaptic corticomotoneuronal excitation. J Neurophysiol. 2004;92: 3142-3147.
26) Recanzone GH, Jenkins WM et al : Progressive improvement in discrimi-

native abilities in adult owl monkeys performing a tactile frequency discrimination task. J Neurophysiol. 1992;67:1015-1030.
27) Recanzone GH, Merzenich MM et al : Topographic reorganization of the hand representation in cortical area 3b owl monkeys trained in a frequency-discrimination task. J Neurophysiol. 1992;67:1031-1056.
28) Recanzone GH, Merzenich MM et al : Frequency discrimination training engaging a restricted skin surface results in an emergence of a cutaneous response zone in cortical area 3a. Neurophysiol. 1992:67:1057-1070.
29) Recanzone GH, Merzenich MM et al : Changes in the distributed temporal response properties of SI cortical neurons reflect improvements in performance on a temporally based tactile discrimination task. J Neurophysiol. 1992;67:1071-1091.
30) Corbetta M, Miezin FM et al : Selective and divided attention during visual discriminations of shape, color, and speed : functional anatomy by positron emission tomography. J Neurosci. 1991;11:2383-2402.
31) Ahissar E, Vaadia E et al : Dependence of cortical plasticity on correlated activity of single neurons and on behavioral context. Science. 1992; 257:1412-1415.
32) Iwamura Y : Hierarchical somatosensory processing. Curr Opin Neurobiol. 1998;8:522-528.
33) 岩村吉晃：神経心理学コレクション．タッチ，医学書院，東京, 2001.
34) Johansen-Berg H, Christensen V et al : Attention to touch modulates activity in both primary and secondary somatosensory areas. Neuroreport. 2000;11:1237-1241.
35) Iriki A, Tanaka M et al : Attention-induced neuronal activity in the monkey somatosensory cortex revealed by pupillometrics. Neurosci Res. 1996;25:173-181.
36) Graziano MS, Cooke DF et al : Coding the location of the arm by sight. Science. 2000;290:1782-1786.
37) Rathelot JA, Strick PL : Subdivisions of primary motor cortex based on cortico-motoneuronal cells. Proc Natl Acad Sci USA. 2009;106:918-923.
38) Sharma N, Cohen LG : Recovery of motor function after stroke. Dev Psychobiol. 2012;54:254-262.
39) Strick PL, Preston JB : Multiple representation in the primate motor cortex. Brain Res. 1978;154:366-70.
40) Sharma N, Simmons LH et al : Motor imagery after subcortical stroke : a

functional magnetic resonance imaging study. Stroke. 2009;40:1315-1324.
41) 西村幸男, 伊佐正：手の巧緻運動を支える皮質脊髄路とその損傷後の機能回復. 脳機能研究の新展開. 狩野方伸, 高田昌彦, 伊佐正（編）, 羊土社, 東京, 2006.
42) Takakusaki K, Saitoh K et al：Role of basal ganglia-brainstem pathways in the control of motor behaviors. Neurosci Res. 2004;50:137-151.
43) Alexander GE, Crutcher MD：Functional architecture of basal ganglia circuits：neural substrates of parallel processing. Trends Neurosci. 1990;13:266-271.
44) Takakusaki K, Habaguchi T et al：Basal ganglia efferents to the brainstem centers controlling postural muscle tone and locomotion：a new concept for understanding motor disorders in basal ganglia dysfunction. Neuroscience. 2003;119:293-308.
45) 宮地重弘：大脳皮質—大脳基底回路の構造. BRIN and NERVE. 2009;61:351-359.
46) Nambu A, Tokuno H et al：Functional significance of the cortico-subthalamo-pallidal 'hyperdirect' pathway. Neurosci Res. 2002;43:111-117.
47) 小林康, 岡田研一：大脳基底核の報酬機能—脚橋被蓋核の修飾機能. BRIN and NERVE. 2009;61:397-404.
48) Kawato M：Internal models for motor control and trajectory planning. Curr Opin Neurobiol. 1999;9:718-727.
49) Imamizu H, Miyauchi S et al：Human cerebellar activity reflecting an acquired internal model of a new tool. Nature. 2000;403:192-195.
50) 内藤栄一, 他：身体図式（ボディスキーマ）と運動イメージ. 体育の科学. 2002;52:921-928.
51) 森岡周：リハビリテーションのための脳・神経科学入門. 協同医書出版社, 東京, 2005.
52) 内藤栄一：身体像の生成と運動学習の脳内機構. 脳科学と理学療法. 三輪書店, 東京, 2009.
53) Naito E, Ehrsson HH：Somatic sensation of hand-object interactive movement is associated with activity in the left inferior parietal cortex. J Neurosci. 2006;26:3783-3790.
54) 樋口貴広, 森岡周：身体運動学. 知覚・認知からのメッセージ. 三輪書店, 東京, 2008.
55) Deiber MP, Ibañez V et al：Cerebral processes related to visuomotor imagery and generation of simple finger movements studied with positron

　　　　　第1章　リハビリテーション臨床のための脳科学

　　　emission tomography. Neuroimage. 1998;7:73-85.
56）Perfetti C，宮本省三，他：認知運動療法．運動機能再教育の新しいパラダ
　　　イム．小池美納（訳），協同医書出版社，東京，1998.
57）Pantè F：認知運動療法講義．小池美納（訳），宮本省三（編），協同医書出
　　　版社，東京，2004.

# 第2章
## 治療に先立って〜覚醒と意識,そして注意

第2章 治療に先立って〜覚醒と意識，そして注意

　リハビリテーションの臨床において，治療と評価は表裏一体であり，評価によって得られた仮説を，治療を実施することによって検証し，その検証結果，つまり，新たな評価結果から新たな仮説を立て，治療を実施することで検証するという循環により成り立っている．この評価，仮説，治療，検証の循環に至る前に，まず最初に当然のごとく行っているのが初期評価である．一般的に初期評価と言えば，姿勢や動作を観察したり，関節の角度を計測したり，運動や感覚の麻痺の程度を調べたり，高次脳機能障害の検査をすることなどが想定される．初期評価において，そういった各種の検査や測定をすることは重要であるが，その前に必ずあるのが初対面の瞬間であり，臨床における初期評価は，この初対面の瞬間の観察からすでに始まっている．その時，真っ先に重要になる観察項目が覚醒，意識の状態であり，注意機能である．リハビリテーションを学習過程と捉えると，その学習過程において，意識状態や注意機能は最初の段階であり，前提条件となる非常に重要で不可欠な項目である．これらの項目について，私たちは患者に触れる前に，初対面の場面においても患者について多くの情報を得ることができる．しかし，これらについては「意識レベルが低い」「開眼しない」「視線が合わない」「注意散漫である」などといったことばで表現されることもあるが，臨床の評価において治療につながる情報を得るためには，その時に患者の脳の中ではどのようなネットワークの，どのような活動が行われているのかを探っていくことが大切である．本章では，治療に先立つ臨床観察において不可欠な項目の中から覚醒，意識，注意機能について，そのバックボーンとなる脳科学の知識をまとめる．

## 2.1　覚醒と意識

　物質である脳の神経細胞（ニューロン）や，その電気化学的反応である神経活動と，私たち人間の意識とは，どのような関係があるのか，意識がどのように脳から生まれてくるのかという問題がある．近年の科学，特に脳科学の発展に伴い，脳内で起こっている生化学的反応の詳細について多くの知見が得られてきたが，意識と脳の関係，すなわち意識の神経基盤（Neural

## 第2章 治療に先立って～覚醒と意識，そして注意

correlates consciousness：NCC)[1]については，未だに明確な答えは出ておらず，答えがあるのかさえわかっていないのが現状である．意識の問題を考える時，まず，「どの意識」の問題について考えるのかを明確にする必要がある．意識の階層構造として3つの水準[2]があり，これらは認知機能の深さと相関している．1つめは，自分に意識があることに自ら気づくという「自意識」の問題，2つめは，意識に何がのぼっているのかという「意識の内容」「気づき」の問題，3つめは，傾眠，昏睡，睡眠などの意識があるかないかの「覚醒」の問題である．これらの意識の階層の中で，リハビリテーションの臨床において関わりの深い，特に阻害因子となることの多い覚醒について述べる．

### 2.1.1 脳幹網様体と覚醒（覚醒ニューロンによる促通作用）

リハビリテーションの対象となる患者が治療に向かうためには，大脳皮質が覚醒状態にあることが必要となり，覚醒の首座が大脳皮質にあることは疑問の余地がない．ネコの脳の破壊実験や電気刺激実験により，その覚醒状態の維持には，脳幹網様体の興奮が，視床を介して大脳全体を興奮させることが必須である[3]とされている．脳幹網様体とは，中脳から延髄に至る領域で，明確な細胞集団がなく，さまざまな方向に走行する神経線維とその間に散在する神経細胞からなる構造である（図2.1)．脳幹網様体を構成するニューロンには中脳後部から橋前部にかけて青斑核（locos coecoerueus：LC）のノルアドレナリンニューロン，背側縫線核（dorsal raphe：DR）のセロトニンニューロン，外背側被蓋核（laterodorsal tegmental nucleus：LDT）と脚橋被蓋核（pedunculopontine tegmental nucleus：PPN）のアセチルコリンニューロンなどがあり，これらのニューロン群は，視床や大脳皮質を始め脳の広範な領域に投射線維を送っていることから，汎性投射系と呼ばれている[4]．

ノルアドレナリンとアセチルコリンは，視床や大脳皮質ニューロンに興奮性に作用することから，覚醒の発現・維持に働いているとされ，セロトニンは明確な興奮作用が認められないため，覚醒作用よりもレム睡眠を抑制する作用が強い[4]とされる．ノルアドレナリン・セロトニンのモノアミンニュー

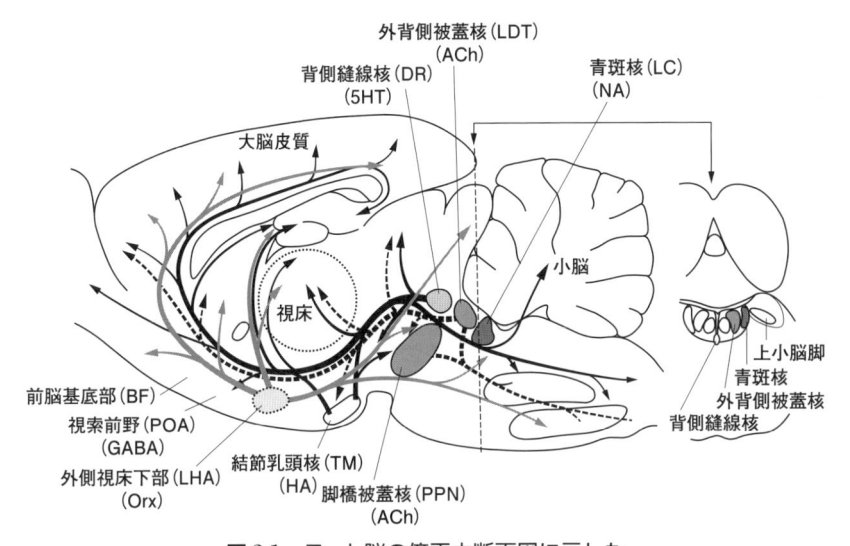

第2章 治療に先立って～覚醒と意識，そして注意

**図2.1** ラット脳の傍正中断面図に示した
睡眠・覚醒の調整に関わるニューロン群とその投射様式

ACh：アセチルコリン，HA：ヒスタミン，NA：ノルアドレナリン，Orx：オレキシン，5HT：セロトニン

(小山純正，高橋和巳：覚醒の神経機構．Clinical Neuroscience. 2008;26:615-617 より)

ロンの活動低下は脳波でみられるノンレム睡眠やレム睡眠の開始に先行して起こる．また，ノンレム睡眠から覚醒する時も脳波の変化（脱同期化）に先行して発火が始まる[5]ことから，これらのニューロンが脳波やそれに引き続いて起こる行動上の睡眠・覚醒のコントロールに関わっている可能性がある．一方，ほとんどすべてのノルアドレナリンニューロンは感覚刺激（視覚，聴覚，体性感覚刺激など）に対して相動性の反応を示し覚醒レベルが上がるが，セロトニンニューロンは覚醒レベルが上がったことによる発火の増加は認められるものの，感覚刺激に対しての相動性の反応を示すものはきわめて少ない[6]．視床下部後部の結節乳頭核（tuberomammillary nucleus：TM）のヒスタミンニューロンも視床や大脳皮質ニューロンに興奮性に作用し，覚醒レベルを保つ作用をもつ．また，外側視床下部（lateral hypotharamic area：LHA）のオレキシンニューロンは強い覚醒作用がある[7]．このオレキシンニューロンは脳の広い領域に投射線維を送る汎性投射系を構成し，特に

51

TM, LC, DR, LDT/PPNなど睡眠・覚醒調節に重要な脳幹細胞群に興奮性作用を及ぼす[8]．オレキシンニューロンに対して，ヒスタミン，アセチルコリンは興奮性に，ノルアドレナリン，セロトニンは抑制性に作用する[8]．視索前野（preoptic area：POA）の吻側から外側に広がる領域を前脳基底部と呼び，この領域にはGABAニューロン，グルタミン酸ニューロンなどさまざまな種類のニューロンが存在する．そのうちのアセチルコリンニューロンは，大脳の辺縁系や新皮質のほとんどすべての領域に投射するが，1個のアセチルコリンニューロンの投射はごく狭い領域に限られる．いずれも覚醒時とレム睡眠時に活動が上昇し，大脳皮質全体というより局所のニューロン活動を調節すると考えられている．

### 2.1.2 脳幹網様体と覚醒（睡眠ニューロンによる抑制作用）

臨床例や動物実験から視策前野（POA）の損傷で不眠が起こることや，POAにはノンレム睡眠時に最も高い活動を示すニューロンが存在する[9]ことから，覚醒の抑制系としてPOAがあげられる．POAの腹外側部（ventrolateral preoptic area：VLPO）ニューロンはGABAやガラニンといった抑制性の神経伝達物質をもち，視床下部後部のヒスタミンニューロンや脳幹のモノアミンニューロンなど覚醒に関連するニューロンに投射している[10]ことから，VLOPは視床下部や脳幹の覚醒ニューロンを抑制することにより，睡眠の発現・維持に関与していると言える．

### 2.1.3 脳幹網様体と覚醒（調節作用）

脳幹網様体のニューロン群は似たような振る舞いをするが，その役割は少しずつ異なり，相互に興奮，抑制し合うことで覚醒，睡眠が調節されている．睡眠中は視索前野（POA）の睡眠ニューロンによって，視床下部や脳幹の覚醒ニューロンの活動は抑制されている．その睡眠ニューロンの活動が弱まり，アセチルコリン・ノルアドレナリン・オレキシンニューロンの活動が上昇し，視床—大脳皮質を活性化することにより，覚醒が始まる．ヒスタミンニューロンはこれらのニューロンから興奮性入力を受け，覚醒の維持に働く．オレキシンニューロンは他の覚醒ニューロンを興奮させることにより，

第2章 治療に先立って〜覚醒と意識,そして注意

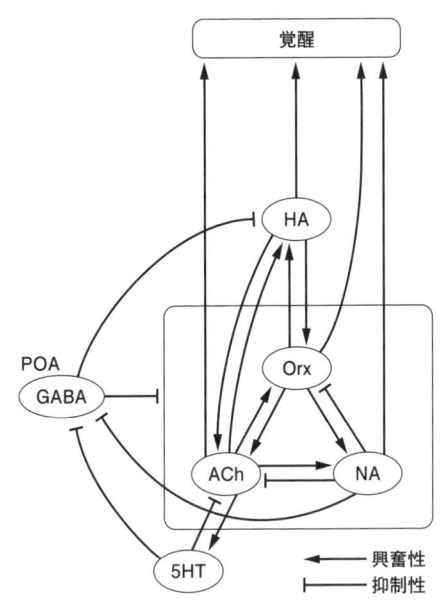

**図2.2 視床下部—脳幹を中心とした覚醒調節機構の模式図**
ACh:アセチルコリン,HA:ヒスタミン,NA:ノルアドレナリン,Orx:オレキシン,5HT:セロトニン
(小山純正,高橋和巳:覚醒の神経機構. Clinical Neuroscience. 2008;26:615-617 より)

ノルアドレナリン・セロトニンニューロンは視索前野の睡眠ニューロンの活動を抑制することにより,覚醒の維持に働く.オレキシンとヒスタミンニューロン,オレキシンとアセチルコリンニューロンは,互いに興奮性入力を受け,睡眠から覚醒への速やかな移行や覚醒レベルの上昇に関与すると考えられる.また,オレキシンニューロンはセロトニンニューロンを興奮させ,抑制を受ける.アセチルコリンニューロンはノルアドレナリンニューロンを興奮させ,抑制を受ける.このような負のフィードバックの関係は,オレキシンニューロンやアセチルコリンニューロンの活動レベル(覚醒レベル)を適度に保つ役割を果たしている(図2.2)[4].

## 2.1.4 青斑核と覚醒

青斑核(LC)は覚醒時に最も高頻度で活動し,ノンレム睡眠期に低頻度

## 第2章 治療に先立って～覚醒と意識，そして注意

となり，レム睡眠期にはほとんど活動が消失するが，覚醒していても自動的で安定した行動をとり続け，外部の刺激に注意を向けていない時も活動が減衰する[11]．青斑核ニューロンの活動を引き起こすのは，継続した行動を妨害し，注意を振り向けるような行動をとらせる刺激で，その刺激は視覚，聴覚，体性感覚などの感覚モダリティには関係ないが，痛覚刺激などのストレス刺激によって，青斑核ニューロンは素早い一過性，緊張性の反応を示す[12]．すなわちそういった刺激の入力により，青斑核から視床や大脳皮質の広範囲にノルアドレナリンが放出され，覚醒水準が上昇する．

青斑核の活動がきわめて低い時は，覚醒レベルが低くウトウトし，活動が中間レベルの時は刺激に対する一過性の応答が生じ覚醒レベルも高いが，さらにニューロン活動が高くなると，より広範囲に走査的に注意を向けるため，注意の集中は困難となる[12]．

青斑核への入力では痛みのようなストレス刺激を含むすべての感覚刺激が青斑核ニューロンを興奮させる[13]．興奮の程度は感覚刺激の強度と相関し，刺激が強くなるに従ってより強い興奮を示す．このような急性ストレス刺激による青斑核の興奮は，ストレス刺激を受けた時の意識レベルの上昇（覚醒反応）や不安行動を引き起こす[14]．一部のストレスでは，青斑核で放出される副腎皮質刺激ホルモン（corticotropin-releasing hormone：CRH）が関与しており[15]，実際に青斑核にはCRHを含有する神経終末とCRHの受容体が存在し，CRHを青斑核ニューロンに直接作用させると青斑核ニューロンの興奮を誘発でき，その結果として意識レベルの上昇や不安行動が生じると考えられる．

### 2.1.5 ドーパミンと覚醒

意欲に関わるドーパミン系も，運動や行動を促進する系という意味では一種の覚醒系と考えられる．ドーパミンニューロンの核は中脳にあり，A8，A9，A10というニューロン群である．黒質にあるA9は新線条体に，腹側被蓋野にあるA10は辺縁線条体（側坐核）と内側前頭葉に投射線維を送っている（図2.3）[16]．A9，A10ともにやる気，意欲を担う報酬系で，報酬が与えられると発火が増すが，訓練されると手がかり刺激を示すだけで，ドー

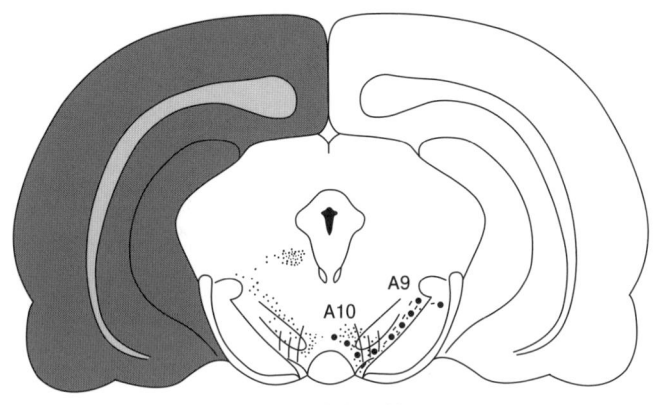

第2章 治療に先立って〜覚醒と意識,そして注意

図2.3 中脳の断面
右側の黒丸がドーパミンニューロンで,黒質にあるA9と腹側被蓋野にあるA10に分けられる.
(Ungerstedt, 1980より)

パミンニューロンの発火が増えるようになる[17].このことから,ドーパミンニューロンは持続的活動だけでなく,相動的活動を示し,それが行動を促進していると考えられる.この手がかり刺激による相動性の発火増はA10に顕著である[16]ため,どちらかというとA10に相動的要素が強く,A9に持続的要素が強いと考えられている.

### 2.1.6 意識障害に対する治療(脳幹網様体へのボトムアップ入力)

意識障害の治療方法として,数多くの報告がされてきた.その中に中脳網様体や視床正中中心核を脳内に刺入した電極により刺激する脳深部刺激療法がある.どちらの部位の刺激においても,激しい覚醒反応が認められ,開始直後から開眼し,覚醒を示す脳波の脱同期化が認められた.また,広範な脳血流の増大と糖代謝の増加が認められた[18-20].脳ではなく頸髄に電極を挿入し電気刺激する脊髄後索電気刺激では,局所脳血流量の増加や,刺激中に覚醒を示すα波の増加と,ノンレム睡眠を示す徐波の減少,覚醒を促進する髄液中のカテコールアミン代謝の変化が認められている[21].非侵襲的で安価で発症後早期から施行可能な方法に正中神経刺激療法がある.髄液ドーパミ

ン濃度の上昇や脳血流量増加[22]などの効果があり，末梢神経の刺激により中枢神経系への作用が及んでいることが報告されている．感覚神経の入力は脳幹を上行する時に，大脳皮質に向かう主経路の他に，一部は脳幹網様体に伝えられる[23]ことから，脳幹網様体は求心性入力線維として感覚神経からの投射を受けており，視覚[24]・聴覚[25]・嗅覚[26]・味覚[27]などの特殊感覚や温度覚[28]などの体性感覚刺激が脳血流を増加させるといわれている．

これらの方法は，すべて脳幹網様体を直接刺激するか，何らかの感覚入力や電気刺激によって脊髄を介して脳幹網様体を刺激するというものであり，脳幹網様体のニューロンは脳幹を上行する種々の感覚伝導路の側副枝からの入力によって興奮することを利用した治療法である．しかし，私たちは外界からの刺激によって受動的に覚醒レベルを規定されるのみならず，自らも意識を調節することができることから，脳幹網様体には，この末梢からの経路だけでなく大脳皮質からも促通的あるいは抑制的線維投射があると考えられる．

### 2.1.7 脳幹網様体への投射線維（大脳皮質からのトップダウン入力）～脳幹網様体と姿勢制御

脚橋被蓋核（PPN）から橋・延髄網様体への投射系の役割の一つに，運動時の姿勢筋緊張の調節がある[29]．姿勢筋緊張の調節の直接的な中枢ではないが，運動時における姿勢筋緊張の調節に重要な役割を果たすとされている．体幹や上下肢の近位筋による歩行や姿勢制御は，脊髄の前索や前側索を下降する神経機構が関与することから，内側運動制御系と呼ばれる[30]（図2.4）．網様体脊髄路，前庭脊髄路，視蓋脊髄路など，この内側運動制御系を構成する下行路の起始細胞は脳幹（脳幹網様体，前庭核，上丘）にあるが，この系に属する大脳皮質の出力路は同側の前索を下降する前皮質脊髄路であり，体幹・近位筋の運動を支配する．補足運動野や運動前野も豊富な皮質—網様体投射を介して網様体脊髄路を動員し，体幹と両上下肢近位筋の協調的な運動や姿勢を制御する．内側運動制御系において網様体脊髄路がきわめて重要な役割を担っている[31]．

中脳・橋被蓋には，生得的な運動パターンを生成する神経機構が存在す

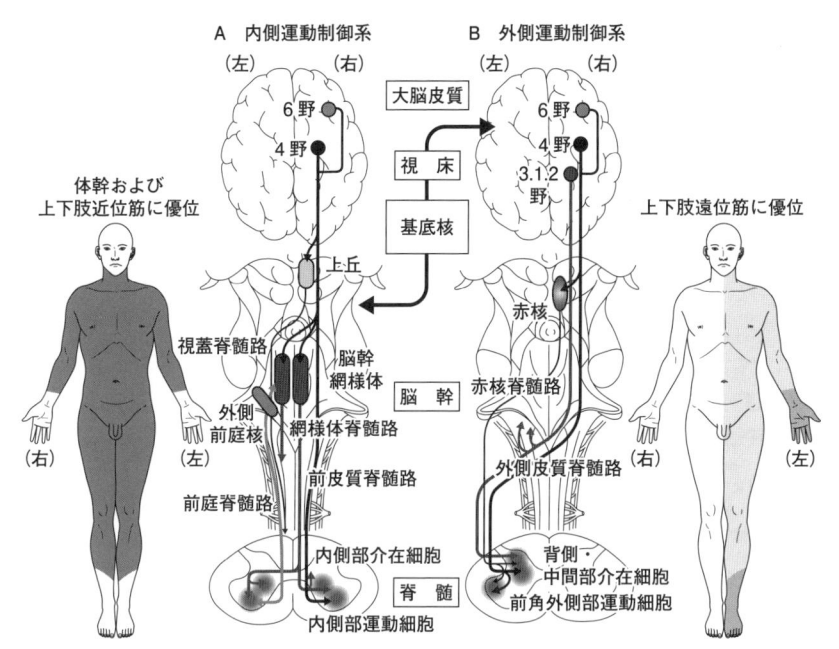

第2章 治療に先立って〜覚醒と意識,そして注意

**図2.4 内側運動制御系(左)と外側運動制御系(右)**
脊髄の前索や前側索を下行する内側運動制御系と,背索を下行する外側運動制御系.内側運動制御系は,両側の頭・頸部,体幹,上下肢の近位筋による姿勢や歩行制御に関与する(アミ部分).外側運動制御系は,対側,特に手・足の遠位筋による巧緻運動を制御する.

(高草木薫:大脳基底核による運動の制御.臨床神経学.2009;49:325-334より.一部改変)

る[32].PPNとその近傍には,歩行を誘発する領域(中脳歩行誘発野:Midbrain locomotor region:MLR)や筋緊張消失を誘発する領域がある[29](図2.5).PPNからのコリン細胞は橋網様体を介して,網様体脊髄路細胞を興奮させる.この細胞は脊髄内の抑制性介在細胞を興奮させることで,伸筋や屈筋を支配するα運動細胞やγ運動細胞,脊髄反射を媒介する多くの介在細胞群を抑制し[33,34],筋緊張を制御する.この筋緊張抑制性のシステムは,レム睡眠時に最も活動が上昇する[35].MLRからの信号は,延髄網様体脊髄路を介し,脊髄のパターン発生器(central pattern generator:CPG)を駆動し,歩行リズムを誘発し,並列して青斑核(LC)や縫線核群(DR)に働き,青

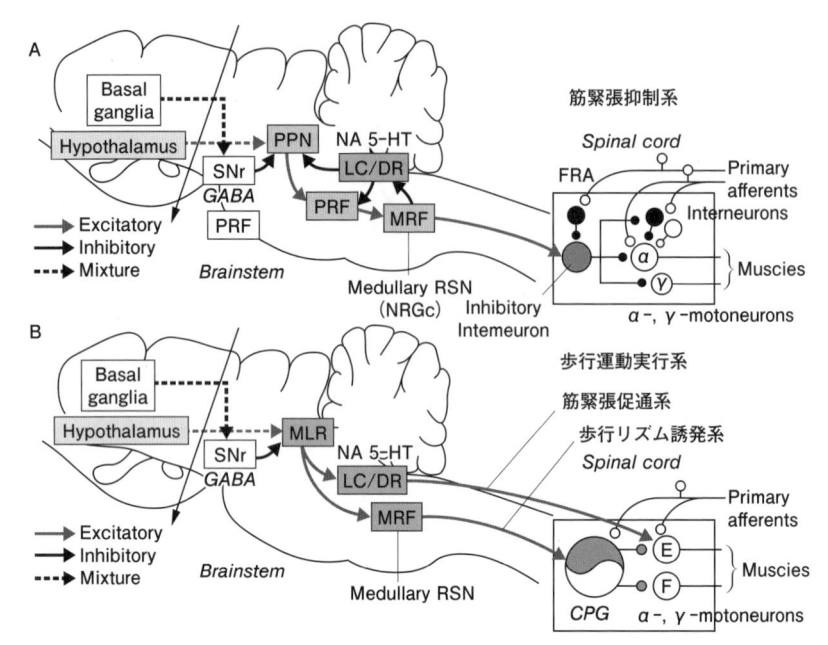

**図 2.5 筋緊張抑制系と歩行運動実行系**

A：PPN からの ACh が RSN を興奮させて，脊髄内の抑制性介在細胞を興奮させることで，α，γ を抑制し，筋緊張を制御する．
B：MLR からの信号は脊髄の CPG を駆動し，歩行リズムを誘発し，並行して LC や DR を介して筋緊張を増加させる．
ACh：アセチルコリン，PRF：橋網様体，MRF：延髄網様体，RSN：網様体脊髄路細胞，LC：青斑核，DR：縫線核群，NA：ノルアドレナリン，5HT：セロトニン，FRA：屈曲反射経路，α：α 運動細胞，γ：γ 運動細胞
(高草木薫：脚橋被蓋核・網様体脊髄路と姿勢筋制御. Clinical Neuroscience. 2007;25:401-404 より．一部改変)

斑核脊髄路や縫線核脊髄路を介して筋緊張を増加させる．これらの下行路は覚醒時の筋緊張維持に寄与する．PPN を含む筋緊張抑制系と MLR の筋緊張促通系には相互抑制作用があり，これにより筋緊張レベルが設定される[35]．また，PPN は基底核―大脳皮質ループや網様体脊髄路を介して随意運動や姿勢筋緊張を制御するだけでなく，視床―大脳皮質投射や網様体賦活系を介して意識レベルや睡眠・覚醒の調節にも寄与する[35]．

DR セロトニンニューロンからは，脊髄前角運動ニューロン群，特に体幹

部の抗重力筋・姿勢筋を支配する運動ニューロンに促通性の投射がある．セロトニンは運動ニューロンを直接興奮させて運動を誘発させるのではなく，興奮性入力が大脳皮質運動野などから加えられた時に，その興奮性入力を促通させて，筋収縮力を増加させる．このような促通効果は，顔面・三叉・舌下神経核など脳幹の運動ニューロンにおいても認められる．すなわち，顔を含めた全身の抗重力筋・姿勢筋はセロトニンニューロンが覚醒時に持続的に活動することによって強い筋緊張が保たれ，覚醒から睡眠に移行するとセロトニンによる運動ニューロンへの促通効果が減弱するため姿勢が保持できなくなる[36)]と考えられる．

### 2.1.8 麻酔と覚醒

意識を消失（覚醒を低下）させる方法に全身麻酔がある．意識をとる最小限度の全身麻酔では，大脳皮質ニューロンの興奮性も脳幹網様体などの上行覚醒系ニューロンの活動もほとんど抑制されない[37)]ことなどから，意識・覚醒の根源となる神経活動の機序は，未だ正確には解明されていないと考えられる．

麻酔の主な要素には意識の消失（催眠）だけでなく鎮静，不動，痛覚消失，麻酔中の記憶消失があり，不動や痛覚消失と脊髄の活動抑制との関係や，記憶消失と海馬の活動抑制の関係[38)]など，麻酔要素に関係する脳領域と神経回路の存在がわかってきた．しかし，麻酔時の鎮静や意識消失など，覚醒レベルの低下に関しては，大脳皮質全体のニューロン活動が低下するとされているが，大脳皮質のどこから生じているのか，その場所やメカニズムは未だに明確には特定されていない．一つの有力な仮説として，麻酔時の意識消失状態は単に「認知の非統合化」の結果である[39)]というものがある．麻酔薬はニューロンの興奮・発火を妨げる神経伝達物質であるガンマアミノ酪酸（GABA）の作用を増強する[40)]ことによって，ニューロンどうしのコミュニケーションを抑えることがわかってきている．このことから，通常，高度な認知処理は多くの脳領域が協働して行っているが，そうした脳領域間のコミュニケーションが麻酔薬によって分断されて，意識が失われるという仮説である．

## 2.1.9 大脳皮質と覚醒

　意識レベル，覚醒をコントロールするためには，脳幹や，大脳皮質に感覚入力を伝える視床の活動が不可欠であり，脳幹と視床は大脳皮質やその働きをサポートするような皮質下に神経伝達物質を提供するなど，覚醒に深く関与していることがわかってきた．脳幹や視床の活動がなければ，覚醒も意識の内容も自意識も生み出すことはできないが，一方で，これらの領域の活動だけで意識を生み出しているわけではない．脳幹網様体賦活系や上行性賦活系という呼び方をされるように，脳幹や視床の活動は大脳皮質を賦活，作動させるためのスイッチであって，その賦活された大脳皮質内でのニューロンネットワークが意識を生み出している，すなわち，意識の神経基盤（NCC）は大脳皮質にあると考えられる．

　しかし，大脳皮質内でのどの領域のどのような活動がNCCであるのかについては未だ解明されていないのが現状であり，さまざまな仮説が提唱されている．そういった仮説の中には相反すると考えられるものもあり，そういった相反すると考えられる仮説でさえ，双方が大量の神経科学的，臨床的データの蓄積の結果であり，どちらが正しいかといった結論に至っていない．相反する仮説の一例に，NCCを大脳皮質の活動の「質」と捉える仮説と，「量」と捉える仮説[41]がある．

　NCCを大脳皮質の活動の質と捉える考え方は，特定の知覚表象に必要なのは，ニューロンの特定のネットワークであって，重要なのは単に活動するニューロンの数ではなく，ニューロン連合が表す情報の複雑さであるとするものである．NCCの構成員であるニューロンが，驚くほど特異的に繋がり，それらが特定のパターンで活動してはじめて，意識が生まれてくる．ニューロン連合が表す活動パターンには，個々の生物が生まれてから学んできた情報や，進化の過程で祖先が培ってきた経験を遺伝子という形で蓄積してきた情報が反映されている．適切なニューロンが適切な方法で活動しなければ意識は生じないとする考え方である．

　NCCを大脳皮質の活動の量と捉える考え方は，NCCをニューロンの「アセンブリ」の増減の結果であるとするものである．何千万個のニューロンの活動が数百ミリ秒にわたって同期的に発火し，その後1秒以内に同期が解か

## 第2章 治療に先立って〜覚醒と意識，そして注意

れるという現象があり，このように協調し機能的に繋がり合ったニューロンの集合体をアセンブリという．ニューロンのアセンブリはさらに他のアセンブリと繋がって，非常に大きなネットワークをつくり，瞬間ごとに特有の繋がり方で，集合し，解散し，また集合し直す．この考え方では，活性化しているニューロンの数と意識レベルは相関しており，意識があるかないかだけでなく，傾眠や過覚醒などの覚醒レベルの変化もアセンブリ内で活性化しているニューロンの数によって説明することができる．

　それぞれの仮説を，眠っている（意識がない）人が目覚まし時計によって起きる（覚醒する）場面を例に，脳の中でどのような活動が起こっているのかを考えてみる．

**NCCを皮質活動の質と捉える場合**：目覚まし時計の大きな音は聴神経から入力され，脳幹網様体の青斑核（LC）をすばやく活性化する．LCからノルアドレナリンが視床と大脳皮質の広範にわたって放出され，それに伴い他の部位からもアセチルコリンが脳全体に放出され，大脳皮質と皮質下の構造が活性化される．そのようにして活性化された聴覚皮質と計画立案に関わる前頭葉，記憶に関わる海馬などを含む側頭葉内側部のニューロンが機能的に繋がり，これらの構造の中でのフィードバックを使用して安定したニューロン連合ができる．この活動に要する時間は数分の1秒である．

**NCCを皮質活動の量と捉える場合**：明るい光など，強い刺激であればどのような感覚モダリティでも意識（覚醒）を呼び覚ますことができるので，特定の知覚を処理する脳の特定の領域が覚醒に関与しているのではない．目覚まし時計は聴覚という刺激の質ではなく，音の大きさという刺激の量によって覚醒を促す．多くのニューロンが協調して活動する一過性のニューロンアセンブリは意識（覚醒）レベルと相関するため，感覚刺激が強いほど（大きい音であるほど，強い光であるほど）ニューロンの大規模なアセンブリが編成されやすく，アセンブリが大規模であるほど覚醒する可能性は高くなる．

　どちらも非常に興味深く，説得力のある仮説である．しかし，それぞれの仮説に問題点や疑問を感じるのも事実である．意識を生み出すには，特定のニューロン連合が特定のパターンで活動することが必要であるということは示されているが，特定のニューロン連合も特定のパターンも明らかにされて

## 第2章 治療に先立って～覚醒と意識，そして注意

いない．知覚が入力される皮質後部の領域と，計画や言語に関わる皮質前部の領域の両方の活動がなければ意識は生まれてこないなど，おおまかにはわかってきているが，意識（覚醒）をつかさどるニューロンネットワークの詳細は不明のままである．また，意識（覚醒）レベルは活動するニューロンアセンブリの規模と相関するならば，活動するニューロンの数が多ければ，それらがバラバラであっても意識は生じるということになる．しかし，大脳皮質や大脳基底核，脳幹などにおいては機能局在が明らかになってきており，それらがネットワークとして活動することがわかってきている現在において，意識が単なる活動するニューロンの量によって生み出されるという仮説には疑問が残る．こういった明らかにされていない疑問の数々を解明していくには，現在使用されているよりもさらに時間的，空間的分解能にすぐれた脳イメージング技術や，特定の分子に特異的に作用する物質などを使って，特定のニューロンの活動を停止，活性化させるような分子生物学的手法の開発，実用化などが必要であり，現時点でこういった論争にどちらが正しいかという決着をつけるのは不可能と考えられる．むしろ，NCCは大脳皮質の活動の「質」「量」双方がともに十分に活性化された結果であると考えれば，両仮説に矛盾はなく，それぞれに正しく，つまりはこれらを統合した仮説が必要ではないかと考えられる．意識に特定の機能局在があり，その領域が意識の中枢を一手に担っているとは考えにくい．しかし，意識のスイッチである脳幹網様体賦活系やさまざまなモダリティの感覚が入力される視覚，聴覚，体性感覚野，それらを統合処理する前頭前野，記憶に関わる海馬，側頭葉など意識に関わる脳領域は徐々にわかりつつあり，これらの領域のネットワークにより意識が生み出されていると理解できる．ここが，脳活動の「質」の部分の重要な点であるが，アセンブリも機能的に繋がり合ったニューロンの集合体とされているなら，アセンブリそのものがネットワークであって，アセンブリの規模と意識レベルが相関するなら，このネットワークの複雑さ，大きさが意識レベルと相関するとも考えられ，脳活動の「量」の部分の重要な点とも矛盾しない．このネットワークには，入力される感覚モダリティや注意の向け方，過去の記憶との関係などの影響により，活動する領域，そのそれぞれの領域で活動するニューロンの数など，無数のパターンがある

と予想される．その無数の活動パターンの中で，どの領域のどのような活動がNCCであるのかについて答えは出ていないが，意識を生み出すには，大脳皮質だけでなく脳全体の「質」「量」ともに十分な活動が必要であると考えられる．

### 2.1.10 覚醒の評価

覚醒に関わる神経機構について述べてきたが，これらを臨床において，初期評価においてどのように活用していくかが重要となる．一般的に，覚醒の評価にはJCS（Japan Coma Scale）やGCS（Glasgow Coma Scale）が用いられることが多い．これらの評価法は，簡便であり，覚醒の身体外部に現れた症状を評価することには適しているが，身体の内部，すなわち脳の中でどのような神経機構が働いているのか，または，働いていないのかを評価することは困難である．JCSやGCSの点数が同じあっても，覚醒の症状や，その原因となっている神経機構，脳活動は異なっていることも考えられる．しかし，意識の神経基盤（NCC）が特定されておらず，正常な覚醒に関する神経機構も明らかにされていないため，覚醒状態を脳活動から評価する明確な方法を示すことができないのも事実である．脳幹網様体，視床，各種の感覚野，前頭前野，海馬などの多くの脳領域がネットワークとして活動することで，覚醒状態がつくられることがわかってきている．それらのネットワークのどの部分の機能不全が，覚醒の低下をもたらしているのかを考慮しながら観察し，どのように活性化させていくかを仮説立てていくことが，評価において重要な視点となってくる．

## 2.2 注意

注意とは，「意識的，意図的に一つの対照や，複雑な体験の一つのコンポーネントに心的エネルギーを集中し，他の情動的ないし思考的内容を排除すること」（Campbell[42]）と定義されている．注意はすべての認知機能の基盤[43]であり，認知機能を適切に機能させるためには注意が必要であり，注意が障害されると認知機能にも何らかの障害が起こるとされている．記憶との関係

第2章 治療に先立って〜覚醒と意識,そして注意

を例にとれば,対象に注意を適切に向けることができなければ記銘することができず,過去の経験から記憶を想起することもできないため,注意機能に負荷をかけることで記憶障害が顕在化することもある.リハビリテーションの臨床においても,失語,失行,失認などの高次脳機能障害の背景に注意障害が潜んでおり,注意機能が改善することでそれらの障害についても回復がみられることもある[44].このように注意機能は,認知機能にとって不可欠であり,すべての情報処理の第一段階であると言える.ここでは,リハビリテーションの臨床の評価や治療においても影響が大きく,特に考慮されるべき機能である注意の神経機構について述べていく.

## 2.2.1 注意の分類

注意のモデルやサブコンポーネント(分類)には,さまざまな議論がなされてきた.まず,山鳥[45]は注意を全般性注意と空間性注意に二分した.全般性注意の障害が臨床で使われるいわゆる「注意障害」であり,空間性注意の障害が半側空間無視とされている.全般性注意については,加藤[46]は,①維持機能(vigilance, alertness, sustained attention),②選択機能(selective attention),③制御機能(control, capacity)の3つのコンポーネントに分類した.維持機能とは,注意の強度を維持する機能であり,刺激に対する感度や覚醒レベルを含む.選択機能とは,ある刺激に焦点を当てる機能であり,多くの刺激の中から一つの刺激や要素に反応する能力である.制御機能とは,注意を一過性に中断し他へ反応すること,2つ以上の刺激に同時に注意を向けること,干渉刺激を抑制する機能である.これらの機能はそれぞれ相対的に独立していると考えられている.また,Sohlbelgら[47]は,①持続性(sustained),②選択性(selective),③転換性(alternating),④配分性(dividing)の4つに分類した.持続性注意が最も低次で基本的な注意であり,配分性注意が最も複雑な注意の機能とされ,4つのコンポーネントはそれぞれ個別に障害され得る[48].この他にも,多くの精神科医や神経心理学者が,全般性注意障害を3〜5つのコンポーネントに分類し,おおむね整理されてきたことで,大枠は固まってきたが,一致した分類は未だ確定されていないのが現状である.また,これらの分類は,注意障害の症状などの臨

床知見に基づいて提唱されていることが多く，脳科学的な知見を考慮して分類されたものとはいい難い．

一方，発達の観点から注意を捉えると，行動が複雑な種になるに伴い，人間では成長するに伴い，環境から同時にもたらされる情報が非常に多くなり，それらを処理し，正確に選択することが必要となるが，この選択を保証するのが「選択的注意」[49]とされている．選択的注意が障害されると特定のモダリティや空間座標の中で，注意の焦点を自由に選択することができなくなる．対立する刺激が存在する中で，特定の刺激に注意を維持し続けること（持続）が困難になり，逆に，注意を向けている刺激から注意を解放して，他の刺激に注意を移すこと（転換）ができなくなる．さらに，2つ以上の心的表象に注意を分散すること（配分）が困難になるとされている[50]．すなわち，注意とは「選択的注意」であり，他の「配分」「転換」「持続」などのサブコンポーネントは「選択」の結果として起こるものとされている．また，脳科学の世界においても，選択的注意に関わる脳のネットワークの理解から，意識を支える脳体系の理解に繋げるべく研究が進んでおり[51]，本書においても選択的注意に着目して，その神経機構とその他の注意機能との関係について述べていく．

## 2.2.2 選択的注意と感覚フィルターモデル

選択的注意は，環境から感覚器官を通して与えられる無数の感覚情報から，必要なものだけを選び取って意識にのぼらせる機能である．この説明として，脳には一種のフィルターがあり，このフィルターを通して感覚情報の選択が起こるという，感覚フィルターモデル[52]が提唱された（図2.6）．では，このフィルターはどこにあり，感覚情報の伝導路のどの部分で選択されているのだろうか．

ネコで聴覚の中継核である蝸牛神経核に電極を埋め込み，音刺激による誘発電位を記録したところ，音刺激から注意がそれると誘発電位が小さくなった[53]（図2.7）．これは感覚フィルターがすでに感覚の中継核レベルで存在することを示しており，不要な感覚情報が脳に入る前にシャットアウトされているということになる．しかし，カクテルパーティー効果のように，大勢の

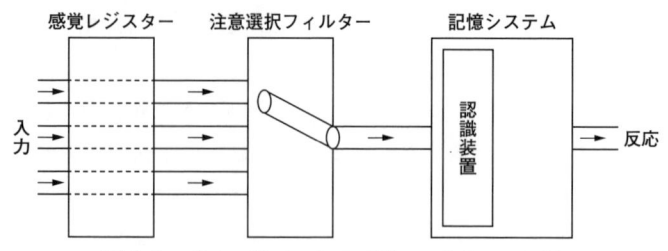

第2章 治療に先立って〜覚醒と意識，そして注意

**図2.6** ブロードベントの感覚フィルターモデル
(山本健一：意識と脳. サイエンス社, 東京, 2000 より)

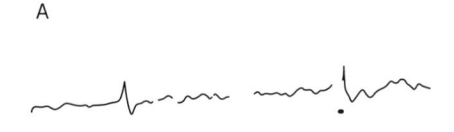

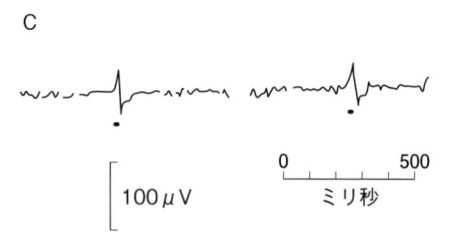

**図2.7** ネコの蝸牛神経核での聴覚誘発電位（2例ずつ）
A：安静時，B：ネコにマウスを見せた時，C：マウスを取り去った後．
下線が音刺激．ネコを見せた時の誘発電位が小さくなっている．

(Hernandez-Péon R, Scherrer H, Jouvet M：Modification of electric activity in cochlear nucleus during attention in unanesthetized cat. Science 123：331-332, 1956 より)

会話が飛び交う中で，不必要な声はシャットアウトし，特定の人と会話ができるだけでなく，そこで，不意に自分の名前が呼ばれると注意をそちらに向けることもできる．シャットアウトされていたはずの声がある程度は脳の中に入ってきていなければ，名前が呼ばれても反応できないはずである．すなわち，注意によるフィルターは脳に入る前だけでなく，入った後も何段階にもわたって存在すると考えられる．これは，ラットの聴覚伝導路である蝸牛神経核，中脳下丘，大脳皮質聴覚領に電極を埋め込み，誘発電位を比較すると，注意による誘発電位の抑制は上位中枢にいくほど強くなった[16]（図2.8）ことからもわかる．また，注意を向けた時と向けなかった時の感覚誘発電位の差であるNd電位[54]の記録から，ヒトにおいて第2次感覚野に相当する部分で最も抑制が大きい[16]とされており，第2次感覚野に最も大きなフィルターが存在すると考えられる．

### 2.2.3 選択的注意の神経機構

選択的注意が，感覚器官への入力から大脳皮質に至る処理の過程で，何段階にもわたって存在するフィルターによってなされていることはわかってきたが，そのフィルターをコントロールするネットワークが脳の中のどこかにあるはずである．近年，選択的注意に重要な役割を果たす3つのネットワークである，①注意の方向づけ（視覚的方向定位），②事象検出（実行的注意），③警告状態の維持に関わるネットワークの理解が大きく進んだ[51]．これらのネットワークの機能を理解することで，選択的注意の神経機構を探っていく．

①注意の方向づけ（視覚的方向定位）

ある位置に目を動かすことで明確な注意の方向づけ（方向性定位）がなされるが，はっきりと目の位置を変えなくても注意を転換（「隠れた注意の転換」と呼ばれる）できることもわかっている．注意を目標位置に明確に向けたり，「隠れた注意の転換」をしているサルの脳では，上丘と呼ばれる中脳領野，視床枕と呼ばれる視床領野，および頭頂葉後部の皮質で，発火頻度が増える脳細胞がみつかった[51,55]．頭頂葉では「隠れた注意の転換」が起こる時に細胞の発火頻度が増えた．視覚的な注意の方向づけは，現在の注意の焦点からの解放，合図された位置への注意の転換（移動），目標の増幅という

第2章 治療に先立って～覚醒と意識,そして注意

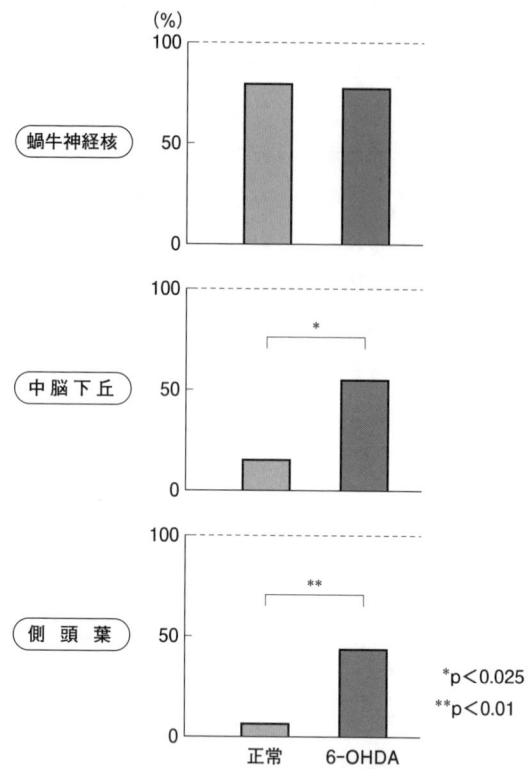

**図2.8 注意を他に向けた時のラットの聴覚誘発電位の振幅の比較**
聴覚に無関係な課題遂行中の誘発電位の振幅を安静時に対する割合で示している.注意による抑制は中枢にいくほど強くなる.右は6-OHDA(ノルアドレナリンやドーパミンなどのカテコラミンニューロンの選択的神経毒)を脳室内投与したラットのデータで,注意による抑制が障害されている.
(榛葉俊一, 1989 より)

一連の基本的な心的操作から成り立っており,この解放・移動・増幅の各段階が,上丘,視床枕,頭頂葉の活動によってどのように影響されているかを理解することが必要となってくる.

### 頭頂葉と注意の方向づけ

頭頂葉に病変のある患者に合図を与えてから目標を提示し,応答させる実験において,合図を与えない時は,病変と同じ側(右病変では右視野)の目

## 第2章 治療に先立って〜覚醒と意識，そして注意

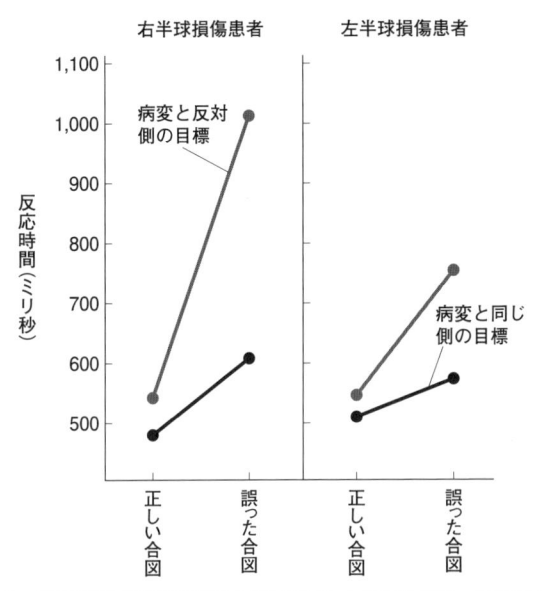

**図2.9 頭頂葉損傷患者に合図を提示した時の目標への反応時間**
病変と同じ側に目標を提示した場合や，正しい合図を出した場合は，両側の反応時間の差はわずかである．病変と同じ側（右頭頂葉損傷なら右側）に合図が出されると，反対側の目標への反応時間が大きく遅れる．
(Posner MI, Raichle ME：脳を観る―認知神経科学が明かす心の謎．日経サイエンス社，東京，1997より)

標に速く応答し，病変と反対側の目標への応答は遅いが，注意の合図を提示すると，どちら側への反応時間もほとんど同じになる[56]．このことから，いったん注意が合図によって正しく向けられると，頭頂葉病変の患者の目標を捉える能力は必ずしも阻害されるわけではないと言える．しかし，合図を病変と同じ側に与え，目標を病変と反対側に提示した場合，すなわち，右頭頂葉病変では合図により右に注意を向けさせて，左に目標を提示した場合に，目標を完全に見失うことや，反応時間が大きく遅れることが起こる（図2.9）．この傾向は，病変と反対側に注意を向けさせて，病変と同じ側に目標を提示した場合よりも顕著であり，また，右頭頂葉病変の患者において著明にみられる[56]．頭頂葉に病変をもつ患者は，合図によって注意を向けることはできるが，誤った合図により向けられた注意を解放することができないことか

第2章 治療に先立って〜覚醒と意識，そして注意

左視野に注意している

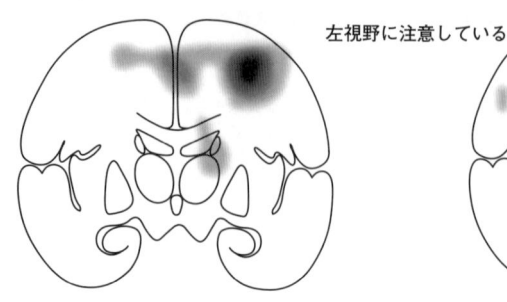

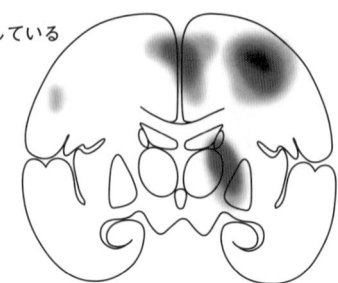

右視野に注意している

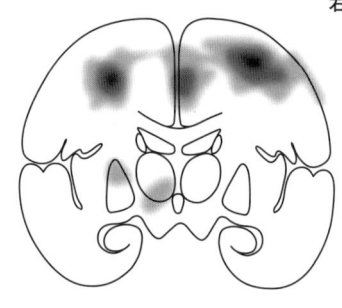

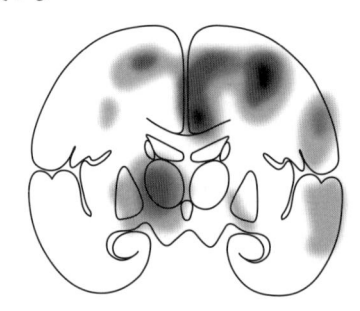

**図2.10 左右それぞれの視野内で注意を転換している時の脳活動**
片側視野内での注意の転換中には，左右どちらの視野の場合も右頭頂葉が活動する．左頭頂葉が活動するのは，右視野で注意を転換している時だけである．
(Corbetta M, Miezen FM et al: A PET study of visuospatial attention. Journal of Neuroscience. 1993 より．一部改変)

ら，頭頂葉病変では，主として注意の焦点から解放する操作が障害されることがわかる．また，健常被験者を対象としたPET研究（図2.10）で，左視野内での注意の転換では右頭頂葉上部が，右視野内では左だけでなく右の頭頂葉上部が活動した[57]ことから，右頭頂葉は左右両方の視野に，左頭頂葉は右視野のみの注意の解放に関わっていると考えられる．

**中脳と注意の方向づけ**
　眼が一つの注視点から次の注視点に素早く移動する運動のことをサッケードというが，中脳上丘はこのサッケード運動に重要な役割を果たす[58]とさ

れている．目を動かすことによる明らかな注意の方向づけにサッケード運動に関わる脳内システムが不可欠であることは明らかであるが，眼球運動を伴わない「隠れた注意の転換」においてもこのシステムが必要であるとされている．上丘に変性をきたす進行性核上性麻痺の患者では，サッケード運動が障害され視覚的な方向定位が困難となる．この患者は，自発的に眼球を動かせなくても合図の方向に「隠れた注意の転換」をすることはできるが，その応答は合図に対しても目標に対しても，健常者に比較してはるかに遅く，眼球運動の麻痺の強い方向で特に遅い[51]．このことから，サッケードシステムが隠れた注意の方向づけを遅らせているようにみえ，サッケード運動と同様に，隠れた注意の転換，特に移動に中脳上丘が関わっていると考えられる．しかし，中脳領域の変性で隠れた注意の転換は遅れるが，まったくなくなってしまうことはない[51]ので，中脳は注意の方向づけに大きな影響を与える一部分であると考えられる．

### 視床と注意の方向づけ

サルの視床枕の一部で，視覚的な隠れた注意の転換中に速く発火する細胞が発見されている[51]．視床枕を化学薬品で遮断したサルや，視床病変の患者において，合図を与えてから目標を提示したところ，病変と反対側の目標に対する応答が遅かった．頭頂葉病変の患者のように，注意を促す合図によって病変と反対側への反応時間の遅れを代償することができなかったことから，視床病変では目標位置への注意を増幅する操作が障害されていると考えられる．また，PET研究から視床枕は複雑な視覚情報の処理で活動が増大し，視野の中の無関係な情報を抑制するのに特異的に関与する[51]とされている．

以上のように，視覚的定位反応，注意の方向づけは，頭頂葉による現在の焦点からの解放，中脳による注意の焦点の移動，視床による注意された内容の選択，増幅という，解剖学的に離れた領域のネットワークにより構成されていることが示唆されている（図2.11）．このネットワークは「隠れた注意の転換」と呼ばれるように，無意識的に制御されるため「受動的注意」に含まれ，注意の「後方システム」とも呼ばれる．この無意識的，受動的なシステムで処理された情報が，優先権をもって次のネットワークに送られ，処理

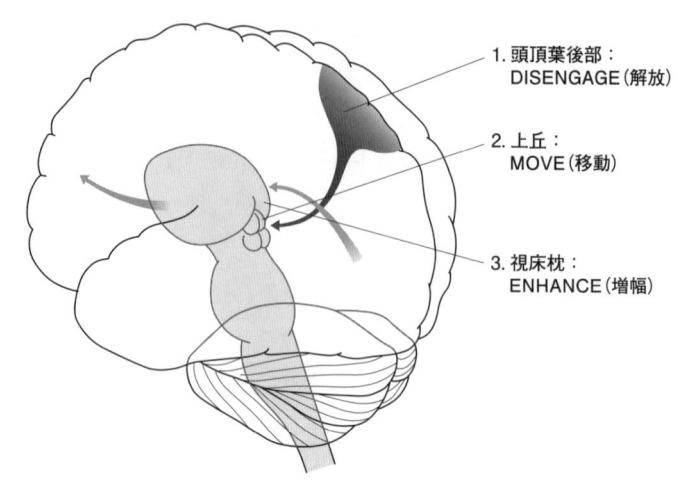

## 第2章 治療に先立って～覚醒と意識，そして注意

1. 頭頂葉後部：
DISENGAGE（解放）

2. 上丘：
MOVE（移動）

3. 視床枕：
ENHANCE（増幅）

**図2.11　視覚的方向定位に関わる脳領域**
まず頭頂葉により注意の焦点が合図から解放され，次に中脳上丘により予測される目標の位置に移動し，最後に視床枕により注意されている位置の目標が増幅される．
(Posner MI, Raichle ME：脳を観る—認知神経科学が明かす心の謎．日経サイエンス社，東京，1997より．一部改変)

されることで意識化されると考えられるが，この次のネットワークが注意の「前方システム」であり「能動的注意」を担っているとされている．

### ②事象検出（実行的注意）

　後方システムで処理され，方向定位された情報が，脳内で前方システムに伝達されると，「実行的注意ネットワーク」が作動し始める．実行的注意ネットワークは，情報を受動的に受け取る時にはほとんど休止状態だが，入力情報に細心の注意を払わなければならない場面では活動する．このネットワークは対象を明瞭に意識化するという役割を担っており，「検出」とも呼ばれる．この検出には，対象が存在するという単なる意識的な認識だけでなく，対象のアイデンティティーの理解も含まれており，それは対象に「意味を与えること」であると捉えれば，「認知」と同義であり，そこには言語化を伴うと推察される．

　検出は，多くの選択肢の中から目標を選択する際にも特別な役割を果た

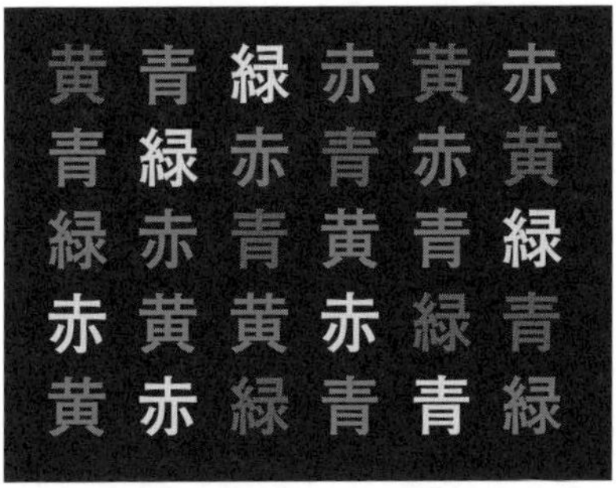

## 第2章 治療に先立って〜覚醒と意識，そして注意

**図 2.12 ストループ課題**

色の名前と書いてあるインクの色が一致しない文字を提示し，その文字が書かれているインクの色を答えるという課題．名前とインクの色が一致している場合よりも，はるかに難しいとされる．

す．目標の出現に備えて一度に多くの入力回路をモニターし，注意が別の場所に向いていても目標から信号が発せられると注意が喚起され，いったん目標が検出されると，他の信号を抑制するという方法で注意を集中させる．PET 研究により，この目標検出には帯状回前部や前頭葉領域の活動が関与している[51]とされている．また，注意の前方システムは葛藤が存在する作業において強く活動する．葛藤の誘導の一例として，単語と色が一致しない色名単語を提示し，単語が書かれている色を答えさせる「ストループ課題」（図 2.12）がある．単語と色が一致している場合の色の検出よりもはるかに難しいとされ，単語を読むという自動的な応答を帯状回前部が抑制して，書かれている色を答えられるようにしている[59]と考えられている（図 2.13）．このように実行的注意の制御には，帯状回前部が深く関与しているとされるが，この領域が単独で実行的注意を担っているとは考えにくく，前頭葉，特にワーキングメモリーに関わる外側部など，さまざまな領域とのネットワークから実行的注意が生み出されていると考えられる（図 2.14）．サルにおいて，帯状回前部は互い違いのニューロンコラムからなり，一組のコラムは外側前部前頭葉（ヒトにおいて意味処理に関与するとされる領域）に結合しており，もう一組は頭頂葉後部皮質（注意の方向定位に関与する領域）と結合している[51]．これらの結合は，帯状回前部からの実行的注意のネットワーク

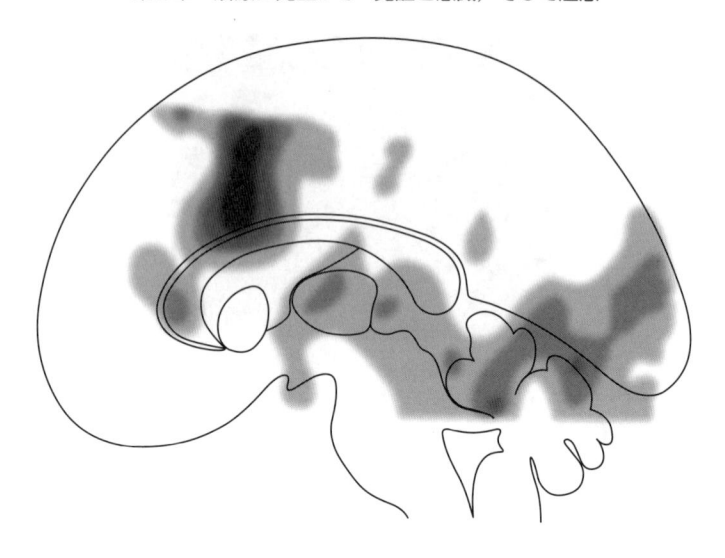

第2章　治療に先立って〜覚醒と意識，そして注意

**図 2.13　ストループ課題中の脳活動**
インクの色と名前が位置しないストループ課題中に，帯状回前部が強く活動する．
(Pardo JV, Pardo PJ et al：The anterior cingulate cortex mediates processing selection in the Stroop attentional conflict paradigm. Proc Natl Acad Sci USA. 1990 より．一部改変)

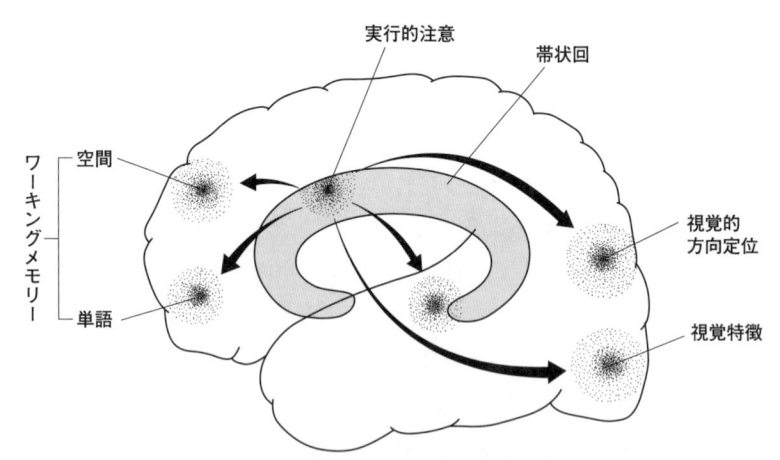

**図 2.14　実行的注意に関わる脳領域**
実行的注意のネットワークは，帯状回前部の制御を介してワーキングメモリーの制御，視覚的方向定位，視覚的特徴の処理などの機能を実行する．
(Posner MI, Raichle ME：脳を観る―認知神経科学が明かす心の謎．日経サイエンス社，東京，1997 より)

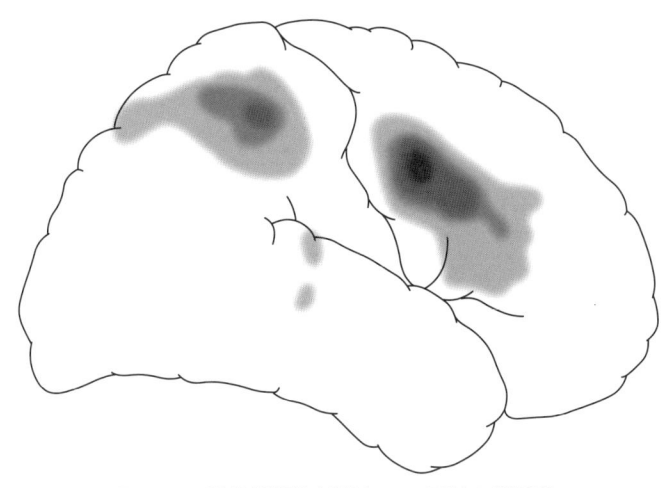

第2章 治療に先立って〜覚醒と意識,そして注意

**図2.15 警告状態を維持している時の脳活動**
被験者に警告状態を維持するように求めると,右前頭葉と右頭頂葉の活動が増大する.
(Pardo JV, Fox PT et al：Localization of a human system for sustained attention by positron emission tomography. Nature. 1991 より,一部改変)

が,視覚的空間処理と意味処理の両方に影響を与えることを示しており,実行的注意によってどちらの情報に処理の優先権が与えられるかで,どちらの情報を先に処理するかを変えることができる.すなわち,注意の前方システムである実行的注意は,後方システムである視覚性方向定位で処理された情報を受けるだけでなく,処理する視覚的空間情報に優先権を与えるか否かという形で制御もしていると言える.

③**警告状態**

注意の主要な役割の一つに,警告状態を維持することがある.能動的,実行的な注意によって,目標を検出するためには,その目標が出現するまでは,警告状態,準備状態を維持しなければならない.この状態では,脳と体の活動を鎮めようとする物理的変化が現れ,心拍数が落ちて頭皮から記録される電気活動が弱まるとされているが,PETでの測定では右前頭葉と右頭頂葉の血流が増加する[60](図2.15).つまり,これらの領域が警告状態の維持に関与するネットワークの一部であると考えられる.特に右頭頂葉に病変をも

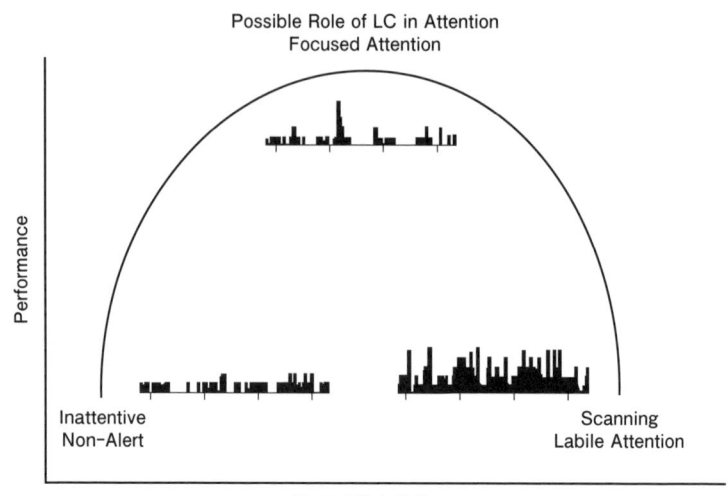

第2章 治療に先立って〜覚醒と意識, そして注意

**Possible Role of LC in Attention**

(グラフ: 縦軸 Performance, 横軸 Tonic LC Activity。左端 Inattentive Non-Alert, 上部 Focused Attention, 右端 Scanning Labile Attention。Yerkes-Dodson Relationship)

**図2.16 青斑核ニューロンの持続性活動と弁別課題の成績の関係**
青斑核ニューロンの持続性活動が低い時は, 覚醒レベルが低いため課題の成績は低い. 持続性活動が中間程度に維持されている時に, 成績は最も高い. 持続性活動が高いと, 課題に不必要な注意を振りまくため, 成績は低くなる.
(Aston-Jones G, Rajkowski J et al : Locus coeruleus and regulation of behavioral flexibility and attention. Prog Brain Res. 2000 より)

つ患者は, 警告を必要とする作業がうまく遂行できず, 警告状態が要求される時に落ちる心拍数が落ちないことから, 右頭頂葉が警告に深く関わっている可能性が高い. これらの変化の源として, 覚醒をつかさどるノルアドレナリンの活動が注目されている. ノルアドレナリンを放出する青斑核（LC）ニューロンには一過性の活動と持続性の活動があり, サルにおいて, 持続性の活動が高まっている時には, 一過性の活動が抑制され, かく乱刺激から標的刺激を区別する能力が低下していた. LCニューロンの持続性活動が高まっている状態とは, 警告状態が高く維持されている状態であり, 高すぎると目標を検出する能力が低下し, 中間レベルに維持されていると一過性の活動が生じ, 目標を検出する能力が高くなる[61]（図2.16）. さらに, 警告状態が右頭頂葉の活動を増大させるとともに, その活動が増大するにつれて帯状

## 第2章 治療に先立って〜覚醒と意識,そして注意

回前部の活動が減少する[51]とされている.目標を検出するために実行的注意のネットワークの一部である帯状回前部の活動が必要であるなら,その目標の出現を待っている警告状態,準備状態では,他の事象を検出するような活動は避け,何も実行させないことが重要であり,そのために帯状回前部の活動を抑え,主観的には頭を空っぽの状態にすることが必要となる.また,ノルアドレナリンを放出するLCは頭頂葉,中脳上丘,視床枕とも強い線維連絡があり,方向定位システムにも影響を与えており,警告状態が高まれば,方向定位システムの応答時間は短縮し,開始の誤りと誤り率がともに増える.すなわち,警告状態が高く維持されていれば,より広範囲に走査的に注意を向けており,目標以外に対しても過剰に反応する傾向があると言える.LCによりこの警告状態のバランスが制御されていると考えられている.

選択的注意の神経機構として,感覚(主に視覚)刺激への方向定位,目標検出を含む実行的注意,警告状態の維持という3つのネットワークを例にあげたが,いずれのネットワークも皮質および皮質下の領域を含み,広く分散しながら比較的限られた箇所で,制御されていた.これらのネットワークは一例であり,すべての注意機能を網羅しているとは言えないが,注意が特定機能をもつネットワークの集まりであり,それらのネットワークが相互作用し,共同して働くことにより,一つの注意システムを構築していると言える.

### 2.2.4 注意の分類のまとめ

注意機能において,まず覚醒を含む警告状態を維持することで,受動的,能動的にかかわらず目標に選択的に注意を向けるための準備をしている.そこへ現れた感覚刺激に対して,無意識的に向いてしまう注意が受動的注意であり,視覚的方向定位システムなど,解放,移動,増幅による注意の無意識的な方向づけが含まれる.これには,半側空間無視に関わる空間性注意も含まれると考えられる.受動的,無意識的に向けられた注意を,能動的,意識的に制御するのが能動的注意であり,そこには実行的注意のネットワークが働いている.実行的注意は,目標を能動的に選択することであり,選択した目標への注意を持続的に向け続けたり,選択するべき目標を他に転換したり,一度に多数の目標に注意を配分することができる.能動的注意は,受動

的注意によって処理された情報を受け取って，次の処理を行い，また，受動的注意により干渉を受ける．一方で，受動的注意によって処理される情報に優先権を与えるという形で制御していることから，受動的，能動的の両注意は相互作用している．

### 2.2.5 注意と帯状回前部

 注意は，脳内の離れた領域のネットワークにより制御されている．そこには，前頭葉や頭頂葉といった大脳皮質だけでなく，帯状回，視床，中脳，青斑核といった脳幹を含む皮質下領域も大きな役割を果たしている．方向定位システムなどは受動的に無意識下で制御されるネットワークであるため，視床や脳幹といった感覚刺激の入力経路や反射に関わる領域が含まれていると考えられるが，能動的にトップダウンで制御される実行的注意のネットワークにおいても，前頭葉などの大脳皮質領域だけでなく，帯状回前部という大脳辺縁系に含まれる領域が中心的な役割を担っている．帯状回前部は情動に関わる領域として知られており，サルにおいては，特に報酬や嫌悪といった価値評価に基づいて処理された感覚情報を，報酬であれば正の，嫌悪であれば負の動機づけとした運動に変換する機能をもっている[62]とされている．情動とは，飲水や摂食などの本能とともに，生物が進化の過程で獲得した生存のための手段であり，個体の生存や種の保存という観点から感覚入力を評価し，個体維持のための行動を促進させ動機を形成するシステムであると考えられる．一方で，選択的注意が，進化や発達の過程で環境から同時にもたらされる情報が多くなるに伴い，生得的で自動的な選択，すなわち情動による選択ではなく，経験に基づいた適応的な選択を可能にしているとすれば，情動と選択的注意は，同じ前部帯状回が深く関与する機能であるが，相反するものであると考えられる．帯状回前部の中でも，背側部が注意を含む認知領域で，吻腹側部が情動領域であるとされ，情動性情報と認知性情報が統合され処理された結果，情動行動が発現されていることや，認知領域と情動領域は相互に抑制し合っていて，一方の活動上昇で他方が抑制されること[63]などがわかっている．すなわち，情動が過敏になっている場合，認知領域の活動が抑制され，情動が起きても，認知領域の機能が活動すると，情動を抑

制することができる．これらのことから，帯状回前部に制御されている実行的注意は，情動と相互に抑制し合う関係にあり，実行的注意を用いることで情動をコントロールすることができ，また，実行的注意を機能させるためには情動がコントロールされている必要がある．能動的注意である実行的注意は，意図や意志によって随意的に制御できると考えられるが，そこには無意識であり，不随意的に生じる受動的注意や情動が影響を与えていることも考慮される必要がある．

## 引用文献

1) Rodney MJ Cotterill（内藤智之，他 訳）：On the neural correlates of consciousness. 認知科学．1997；4：31-44.
2) 苧阪直行（編）：意識の科学は可能か．新曜社，東京，2002.
3) Moruzzi G, Magoun HW：Brain stem reticular formation and the activation of the EEG. Electroencephalogr Clin Neurophysiol. 1949；1：455-473.
4) 小山純正，高橋和巳：覚醒の神経機構．Clinical Neuroscience. 2008；26（6）：615-617.
5) 香山雪彦：睡眠・覚醒と脳幹モノアミン・アセチルコリン作動性投射系，人間行動と皮質下機能．永井洋一（選），協同医書出版社，東京，2002，pp31-47.
6) Y Koyama, E Jodo et al：Sensory responsiveness of "broad-spike" neurons in the laterodorsal tegmentalnucleus, locus coeruleus and dorsal raphe of awake rats. Neuroscience. 1994；63：1021-1031.
7) Lin L, Faraco J et al：The sleep disorder canine narcolepsy is caused by a mutation in the hypocretin (orexin) receptor 2 gene. Cell. 1999；98：365-376.
8) 桜井武：オレキシン神経系—内外の環境に応じて適切な睡眠・覚醒ステージを保つ機構．医学のあゆみ．2007；220：285-290.
9) Koyama Y, Hayaishi O：Firing of neurons in the preoptic/anterior hypothalamic area in rat：its possible involvement in slow wave sleep and paradoxical sleep. Neurosci Res. 1994；19：31-38.
10) Sherin JE, Elmquist JK et al：Innervation of histaminergic tuberomammillary neurons by GABAergic and galaninergic neurons in the ventrolateral preoptic nucleus of the rat. Neurosci. 1998；18：4705-4721.
11) Sara SJ, Segal M：Plasticity of sensory responses of locus coeruleus

## 第2章 治療に先立って～覚醒と意識, そして注意

neurons in the behaving rat: implications for cognition. Prog Brain Res. 1991;88:571-585.
12) 今村一之:注意と中枢ノルアドレナリン投射系, 人間行動と皮質下機能. 永井洋一（選）, 協同医書出版社, 東京, 2002, pp49-63.
13) Amaral DG, Sinnamon HM: The locus coeruleus: neurobiology of a central noradrenergic nucleus. Prog Neurobiol 9. 1977:147-196.
14) 中村彰治:青斑核の可塑性とストレスとうつ病, 人間行動と皮質下機能. 永井洋一（選）, 協同医書出版社, 東京, 2002, pp65-91.
15) Valentino RJ, Foote SL et al: The locus coeruleus as a site for integrating corticotropin-releasing factor and noradrenergic mediation of stress responses. Ann N Y Acad Sci. 1993;697:173-188.
16) 山本健一:意識と脳, サイエンス社, 東京, 2000.
17) Schultz W: Behavior-related activity of primate dopamine neurons. Rev Neurol (Paris). 1994;150:634-639.
18) Tsubokawa T, Yamamoto Y et al: Deep brain stimulation in a persistent vegetative state: Follow-up results and criteria for selection of candidates. Brain Inj. 1990;4:315-327.
19) Yamamoto T, Katayama Y et al: DBS therapy for a persistent vegetative state: Ten years follow-up results. Acta Neurochir Suppl. 2003;87:15-18.
20) Yamamoto T, Katayama Y: Deep brain stimulation therapy for the vegetative state. Neuropsychol Rehabil. 2005;15:406-413.
21) 森田功:SCS (spinal cord stimulation). Clinical Neuroscience. 2008;26:665-667.
22) Liu JT, Wang CH et al: Regaining consciousness for prolonged comatose patients with right median nerve stimulation. Acta Neurochir Suppl. 2003;87:11-14.
23) 遠山正彌:脳幹の構造, 人間行動と皮質下機能. 永井洋一（選）, 協同医書出版社, 東京, 2002, pp3-30.
24) 佐藤智彦, 田島篤:遷延性意識障害に対する視覚刺激療法, アイトレックを用いた視覚刺激の検討. ブレインナーシング. 2000;16:1404-1410.
25) 後藤幸男, 野田燎, 他:音楽と運動リハビリの脳循環. 脳と循環. 2000;5:351-362.
26) 上田孝:意識障害に対するアロマテラピー, 香りが脳に及ぼす影響, 三次元的局所脳血流の変化から. ブレインナーシング. 2000;16:22-27.
27) 西川晶子, 松村悠子, 他:意識障害患者に対する味覚刺激の実験考察. EB nursing. 2003;3:25-32.
28) 大北ひろみ, 長坂美恵子, 他:手浴刺激が及ぼす脳血流の変化. 日赤医学.

## 第2章 治療に先立って〜覚醒と意識,そして注意

1998;50:151.
29) Takakusaki K, Habaguchi T et al : Basal ganglia efferents to the brainstem centers controlling postural muscle tone and locomotion : a new concept for understanding motor disorders in basal ganglia dysfunction. Neuroscience. 2003;119:293-308.
30) Kuypers HGJM : Anatomy of the descending pathways. In Motor control. Sect. 1, vol. 2, Handbook of physiology, Brooks VB (ed), American Physiological Society, Bethesda, Md, 1981, pp597-666.
31) 高草木薫:大脳基底核による運動の制御. 臨床神経学. 2009;49:325-334.
32) Davis PJ, Zang SP et al : Neural control of vocalization : respiratory and emotional influences. J Voice. 1996;10:23-38.
33) Takakusaki K, Kohyama j et al : Medullary reticulospinal tract mediating a generalized motor inhibition in cats : III. Functional organization of spinal interneurons in the lower lumbar segments. Neuroscience. 2003;121:731-746.
34) Matsuyama K, Ohta Y et al : Ascending and descending projections of the nucleus reticularis gigantocellularis in the cat demonstrated by the anterograde neural tracer, Phaseolus vulgaris leucoagglutinin (PHA-L). Brain Res. 1988;460:124-141.
35) Takakusaki K, Saitoh K et al : Role of basalganglia-brainstem pathways in the control of motor behaviors. Neurosci Res. 2004;50:137-151.
36) 有田秀穂:縫線核セロトニン神経とうつ・意識・呼吸・姿勢・痛み. Clinical Neuroscience. 2007;25:414-417.
37) 杉本恒明, 矢崎義雄 (編):内科学, 朝倉出版, 東京, 2007.
38) Ishizeki J, Nishikawa K et al : Amnestic concentrations of sevoflurane inhibit synaptic plasticity of hippocampal CA1 neurons through GABAergic mechanisms. Anesthesiology. 2008;108:447-456.
39) BAオーサー:麻酔の科学 脳に働くメカニズム, 別冊日経サイエンス166, 意識の謎, 知能の謎. 日経サイエンス社, 東京, 2009, pp98-105.
40) Mihic SJ, Ye Q et al : Sites of alcohol and volatile anaestbetic action on GABAA and glycine receptors. Nature. 1997;389:385-389.
41) C コッホ, S グリーンフィールド:意識はどのように生まれるのか, 別冊日経サイエンス166, 意識の謎, 知能の謎. 日経サイエンス社, 東京, 2009, pp6-15.
42) 鹿島晴雄, 半田貴士, 他:注意障害と前頭葉損傷. 神経研究の進歩. 1986;30:847-858.
43) Parasuraman R : The attentive brain : Issues and prospects. The attentive brain. Parasuraman R (ed) : The MIT press, Cambridge, 2000,

## 第2章 治療に先立って〜覚醒と意識, そして注意

pp3-16.
44) 先崎章, 加藤元一郎：注意障害, 臨床リハ別冊高次脳機能障害のリハビリテーション Ver. 2. 江藤文夫（編), 医歯薬出版, 東京, 2004, pp20-25.
45) 山鳥重：神経心理学入門. 医学書院, 東京, 1985.
46) 加藤元一郎：注意の概念—その機能と構造. PT ジャーナル. 2003;37: 1023-1028.
47) Sohlberg MM, Mateer CA : Theory and remediation of attention disorders. Introduction to Cognitive Rehabilitation. Sohlberg MM, Mateer CA (eds) : The Guilford Press, New York, 1989, pp110-135.
48) 豊倉穣：注意障害の臨床. 高次脳機能研究. 2008;28:320-328.
49) Posner MI, Priesti D : Selective attention and cognitive control. Trends Neurosci. 1987;10:12-17.
50) Kinsbourne M: 注意の神経心理学, 神経心理学—その歴史と臨床の症状—. Zaidel D（編), 河内十郎（監訳), 産業図書, 東京, 1998, pp129-153.
51) Posner MI, Raichle ME：脳を観る—認知神経科学が明かす心の謎—. 日経サイエンス社, 東京, 1997.
52) Broadbent DE : Perception and communication. Pergamon, London, 1958.
53) Hernandez-Peon R, Sherrer H et al : Modification of electrical activity in coelblear nucleus during attention in unanesthetized cat. Science. 1956;123:331-332.
54) Hillyard SA, Hink RF et al : Electrical signs of selective attention in the human brain. Science. 1973;182:177-180.
55) Posner MI, Deheane S : Attentional Networks. Trends Neurosci. 1994; 17:75-79.
56) Posner MI, Walker JA et al : Effects of parietal lobe injury on covert orienting of visual attention. J Neurosci. 1984;4:1863-1874.
57) Corbetta M, Miezen FM et al : A PET study of visuospatial attention. J Neurosci. 1993;13（3）:1202-1226.
58) 岩本義輝, 吉田薫：脳幹網様体と眼球運動障害. Clinical Neuroscience. 2007;25:397-400.
59) Pardo JV, Pardo PJ et al : The anterior cingulate cortex mediates processing selection in the Stroop attentional conflict paradigm. Proc Natl Acad Sci USA. 1990;87:256-259.
60) Pardo JV, Fox PT et al : Localization of a human system for sustained attention by positron emission tomography. Nature. 1991;349:61-64.
61) Aston-Jones G, Rajkowski J et al : Locus coeruleus and regulation of behavioral flexibility and attention. Prog Brain Res. 2000;126:165-182.

## 第2章 治療に先立って〜覚醒と意識，そして注意

62) Rolls ET：The Brain and Emotion. Oxford University Press, Oxford, 1999.
63) 大村裕：自律神経と帯状回. Clinical Neuroscience. 2005;23:1261-1266.

# 第3章
# 治療のために
## ～リハビリテーション臨床を脳科学の視点から実践する

### 第3章 治療のために〜リハビリテーション臨床を脳科学の視点から実践する

 本章では，これまで述べた脳科学の知識をどのようにしてリハビリテーションの臨床で活かしていくのかについて解説していく．脳損傷により生じた後遺症の病態を解釈し，そこから治療戦略を考案するためには，脳科学の視点は必要不可欠である．セラピストは実際の臨床場面において，脳科学の知識に基づき，脳卒中患者に対しどのような視点をもって評価・訓練を実践していくべきか，ここでは運動麻痺に対するリハビリテーションに焦点を当てて説明していく．

## 3.1 脳卒中片麻痺患者にみられる運動の異常要素

 脳卒中片麻痺に対するリハビリテーションでは，「痙性麻痺（spastic paralysis）」と呼ばれる運動の異常要素を治療することが最も重要な目的の一つとなる．「痙性麻痺」という用語には，複数の特徴と起源をもつ現象からなり，主に以下の4つの症状が総括されている．1つめの症状は，脳損傷を発症し，自動運動がまったく困難な段階から他動運動によって観察される「伸張反射の異常（伸張された筋の過度な筋収縮反応：痙縮）」，2つめは，麻痺側の自動運動が出現しない段階から，身体の一部を動かそうとすることで観察される「異常な連合反応（ある筋の収縮に伴う他の筋の過度な筋収縮反応）」，3つめは，自動運動が可能な段階から観察される「共同運動パターン（定性的なパターンでしか動かせない共同運動）」，4つめは，共同運動パターンからの分離運動が可能な段階でも観察される「運動単位の動員異常（筋出力の量的・質的制御不全）」である．実際の臨床場面では，これらの4つの運動の異常要素が重なって出現することも多いが，脳の回復段階・自動運動の段階に応じて痙性の症状は変化し，それぞれ異なる要因によって出現している．リハビリテーションでは，脳の回復段階・自動運動の段階に応じて，観察される痙性の症状を解釈し，それぞれの運動の異常要素に応じた訓練を展開するべきである．本項では，脳卒中片麻痺患者にみられる運動の異常要素である「痙性」を4つに細分化し，それぞれの出現・制御メカニズム，および臨床展開について述べていく．

第3章　治療のために〜リハビリテーション臨床を脳科学の視点から実践する

## 3.1.1 運動の異常要素の出現メカニズム
### ①伸張反射の異常：痙縮

　脳損傷によって引き起こされる運動の異常要素の一つに伸張反射の異常が観察される．臨床的には，腱反射や筋の被動性検査における抵抗感などで評価し，痙縮（spasticity）と表現されることもある．痙縮とは，「反応強度が筋の伸張速度に依存する相同性筋伸張反射が病的に亢進した状態」と定義され，上位運動ニューロン病変の主症状である[1]．痙縮は，伸張反射の亢進・筋緊張の亢進を特徴とし，重度になると，クローヌスや折りたたみナイフ現象が出現する．

　伸張反射の情報伝達経路は，筋の伸張刺激により固有受容器（筋紡錘）が興奮し，その信号（活動電位）が求心性神経（Ia群線維などの感覚ニューロン）を上向して脊髄内に入り，シナプスを介して遠心性神経（α運動ニューロン）へ伝達され，遠心性神経の興奮が神経筋接合部を介して伸張された筋を収縮させるものである（図3.1）．この経路を「反射弓」と呼び，脊髄内の求心性神経と遠心性神経間で一つのシナプスを介するだけなので，単シナプス性反射とも呼ばれる．伸張反射には，この脊髄性の単シナプス性反射経路に加え，上位中枢も含めた複雑な多シナプス性の反射経路が存在する．筋の伸張により生起された信号は，脊髄の後角に入力され前角のα運動ニューロンへ伝達されると同時に，その信号は上位中枢へ入力され，脊髄内の前角に戻り筋活動を生じさせているのである．この成分は，刺激から筋活動開始までの潜時が長いことから，長潜時（伸張）反射と呼ばれる．長潜時反射の調整は，視床・体性感覚野・基底核・小脳・連合野・運動野など運動制御に関わるほとんどすべての中枢に基づいて行われている．

　伸張反射の亢進をもたらす要因として，①γ運動ニューロン活動の亢進，②筋の形態学的変化による筋紡錘受容器の感受性上昇，③Ia終末部でのシナプス前抑制の低下，④Ia線維の発芽形成，⑤シナプス後膜の感受性増大，⑥α運動ニューロンへの興奮性入力増大，⑦α運動ニューロンへの抑制性入力の減少があげられている[2]（図3.2）．これらの要因が単独で伸張反射亢進の原因となるのではなく，上位中枢からの影響を受けながら複数の要因が相互に関連して伸張反射を亢進させると考えられている．その中でも，近年

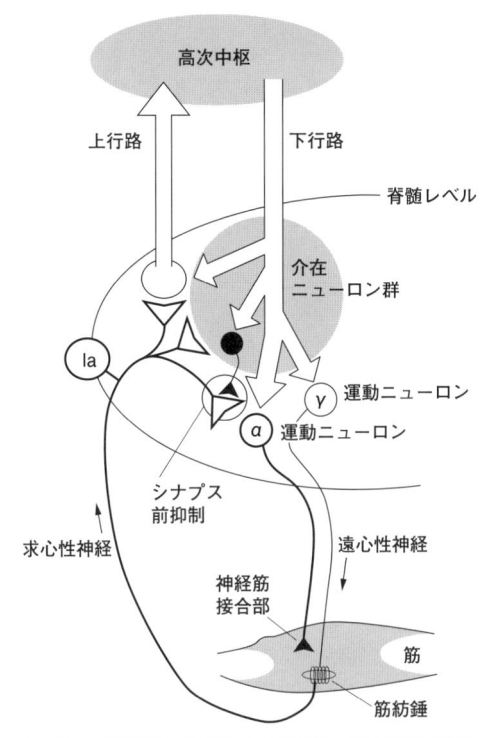

第3章 治療のために〜リハビリテーション臨床を脳科学の視点から実践する

**図3.1 伸張反射における脊髄レベルでの制御**
(木塚朝博:随意運動に伴う反射活動の調節.「運動と高次神経機能―運動の脳内機能を探検する―」西平賀昭,大築立志(編). 杏林書院, 東京, 2005より)

は，脳損傷による伸張反射亢進の主要なメカニズムとして，筋紡錘求心性神経による$\alpha$運動ニューロンへの発芽（collateral sprouting）現象により，筋紡錘からの求心性入力が増大し，$\alpha$運動ニューロンの興奮性を増加させているという説が有力とされている[3]．脳出血や脳梗塞の発症により，中枢からの制御を失った脊髄では抑制現象が起こり，運動ニューロンは機能解離の状態に陥る．その後，機能解離を起こした運動ニューロンは時間経過とともに徐々に過興奮状態へと変化する．さらに，末梢伝導路の一部から発芽が行われ，本来，中枢からの制御を受けていた運動ニューロンのスペースまで末梢伝導路が占有することで求心性入力が増加し，$\alpha$運動ニューロンの興奮性が増加すると考えられている．伸張反射を亢進させる要因はさまざまあ

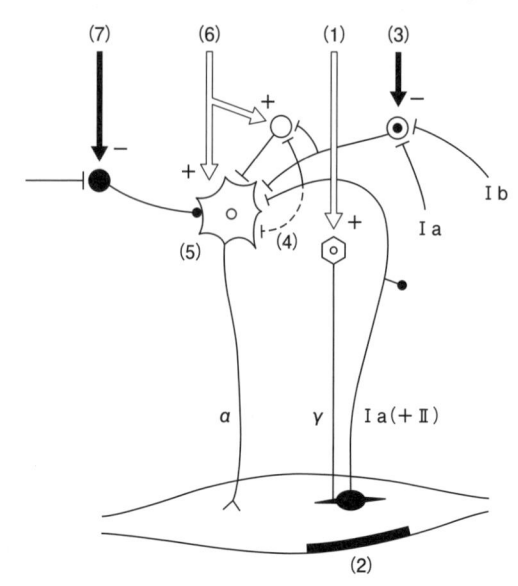

第3章 治療のために〜リハビリテーション臨床を脳科学の視点から実践する

図3.2 伸張反射亢進に関与すると考えられる機序
(1) γ運動ニューロン活動の亢進
(2) 筋の形態学的変化による筋紡錘受容器の感受性上昇
(3) Ia線維終末部でのシナプス前抑制の低下
(4) Ia線維の発芽形成
(5) シナプス後膜の感受性増大
(6) α運動ニューロンへの興奮性入力増大
(7) α運動ニューロンへの抑制性入力減少
白抜き矢印は興奮性（＋），黒矢印は抑制性（−）であることを示す．
（田中勵作：痙縮の神経機構—再訪．リハ医学．1995より）

げられるが，いずれにしても，脊髄の運動ニューロンが中枢神経系による制御ではなく，末梢からの信号のみに支配されることで過興奮となっている状態と言える．

②異常な連合反応

連合反応は，「身体の一部が，随意的な努力，または反射による刺激によって，動作を行おうとすると，他の身体部位の肢位が変化したり固定したりする自動的な動作」と定義されている[4]．ある筋群に随意的に呼び起された収縮は，それに機能的に結びついた他の筋群の収縮を引き起こすが，これは収

第3章 治療のために〜リハビリテーション臨床を脳科学の視点から実践する

縮が強いほど，つまり，活性化される運動単位の数と発射頻度が多ければ多いほど顕在化する．脳損傷による片麻痺患者においては，反射活動を引き起こす刺激への応答として，あるいは随意運動に関連して，この連合反応が出現しやすくなっている．連合反応を健常者の場合と比較すると，片麻痺患者では，連合反応の閾値が低く，現象が広範囲であるという量的な差が観察される．また，質的な差として，いつも同じ筋群に出現するという特徴があり，これらの筋群は後に記述する共同運動パターンに含まれているものである．健常者では，ある筋が活性化すると，運動課題に応じた異なる筋が活性化されることに対し，片麻痺患者では，ある筋が活性化すると，どのような運動課題であっても常に同一の筋が活性化される．

脊髄に左右の形態学的および機能的な連絡があることは，前角細胞の樹状突起に反対側まで伸びているものがあることや，左右を連絡する介在ニューロンが多数存在していること，またSherrington学派の交叉性反射の研究[5,6]から明らかにされている．脳損傷による連合反応の発症機序は明らかではないが，上記の伸張反射の亢進の程度が増大した結果として生じるものとされている[7]．すなわち，中枢からの制御が低下した結果，脊髄前角細胞の興奮性が増大し，運動させようとしている筋とは関係のない筋群への収縮（運動）が観察されると考えられている．

③共同運動パターン

脳卒中片麻痺において，わずかながら随意的な動きが可能になった時点では，共同運動パターンと呼ばれる，一定の固定したパターンに従った運動しかできない症状が出現する．共同運動パターンとは，屈筋反射・伸筋反射と本質的に同一な脊髄レベルの原始的な運動統合として考えられている．本来脊髄には，屈筋系のニューロンどうし，伸筋系のニューロンどうしの機能的な連関があり，健常者では上位中枢の支配下に組み込まれ，そのままの形では現れない．しかしながら，共同運動パターンとは，中枢からの制御が弱まることにより，それらが前景に出てくる解放現象として考えられている[8]．すなわち，上位中枢の損傷により，脊髄の運動ニューロンが中枢からの抑制より解放されることで，筋の組み合わせの少ない，統合度の低い原始的な運動パターンとして出現しているのである．また，脊髄の最終分節機構は3つ

の部分に区分され，前部は運動遂行に，中央部は複数の身体部位の運動機能プログラムに，後部は感覚の受容と処理に関わっていると考えられている[9]．片麻痺患者では，これら3つの部分への上位中枢からの制御を失っていることになるが，特に，この中央部分で少数の筋の組み合わせしか使用できない定性的な運動パターンが処理されていることが共同運動の基礎とも考えられている．

④運動単位の動員異常

脳卒中片麻痺患者における運動単位の動員異常とは，適切に脊髄運動ニューロンを量的および質的に調節できない状態であり，大多数の片麻痺患者の症状として最もめだつ症状である．量的とは，活性化させる運動単位の数，発射頻度によって筋グループを収縮させる能力であり，質的とは，活性化される運動単位の同期，協調的に筋グループを調節させる能力を指す．運動単位の動員を調節させるためには，動員する運動ニューロンの種類と総数による調節（recruitment），運動ニューロンの発火頻度による調節（rate coding），運動ニューロン活動相による同期的・協調的（synchronization）な調節が必要となる．運動単位の動員は，中枢からの下行性伝導路により規定されているため，中枢神経系の異常に伴い，下行性システムが破綻することでこれらの症状が生じると考えられている．それゆえに，伸張反射・連合反応の異常や共同運動パターンが改善された後に，多少の運動遂行の低下を認めるような軽度な片麻痺患者においても，運動単位の動員異常は観察されることとなる．

## 3.1.2 運動の異常要素の制御メカニズムと臨床応用

脳卒中片麻痺患者に対するリハビリテーションでは，中枢からの制御を失い脊髄レベルで統合されている運動の異常要素を制御させることが目的となる．なかでも伸張反射は最も低次なレベルでの運動統合であり，その亢進により連合反応や共同運動パターンが生じると考えられている．発症直後や重度な運動麻痺を呈した患者に対しては，まずは，伸張反射の制御を目的に訓練を開始し，脊髄運動ニューロンの過興奮を制御させ，適切に運動単位の動員を図っていくことで随意運動へとつなげていく．脳卒中片麻痺患者にみら

第3章 治療のために〜リハビリテーション臨床を脳科学の視点から実践する

れる運動の異常要素を改善させるためには，過興奮状態となった脊髄運動ニューロンが中枢からの制御を取り戻すことが不可欠となる．

過興奮状態の運動ニューロンを制御させるためには，シナプス前抑制の程度や脊髄内の介在ニューロンの賦活性などがあげられるが，これらは，高次中枢によって調節されていることが明らかになっている[10]．筋紡錘からIa群線維を上行する信号は，シナプスを介して運動ニューロンへと伝達される（図3.1）．この時，Ia群線維のシナプス前終末に介在ニューロンが働きかけ，シナプス前終末から放出される神経伝達物質の量を抑え，Ia群線維から運動ニューロンへと伝達される信号量を低減する機構がシナプス前抑制である．反射活動を抑制したい場合，高次中枢は，下行路を介してシナプス前終末に作用する介在ニューロンを賦活させ，伝達される信号量を低減させるのである．特に，能動的な運動時にシナプス前抑制が起こり，高次中枢は筋肉を活動させると同時に重要性の低い感覚入力を脊髄レベルでシナプス前抑制を使って効果的に抑制していると考えられている[11]．

シナプス前抑制は，運動開始前，すなわち運動の準備段階から行われていることが多数報告されている．Bonnetら[12]は，スプリングを利用して手関節の屈筋群に伸張反射を誘発し，運動準備期間中（予告合図と動作反応合図の間隔は1秒間）における屈筋の反射活動動態を検討した．上位中枢が関与する長潜時反射の振幅は反応合図まで増大し続けるのに対し，脊髄性の伸張反射の振幅は予告合図後に増大するが，その後低下し元に戻ることが報告されている．木塚ら[13]は，トルクモータを用いて手関節の屈筋群に伸張刺激を与え，その刺激に素早く反応して手関節の屈曲動作を行う際の反射活動動態を検討した．屈曲反応動作を行う際の，長潜時反射の振幅は，"構え"ているだけで反応動作を行わない時の振幅に比較して有意に増大した．一方，脊髄性の伸張反射の成分は，ほとんど変化しなかったことを報告している．これらの研究結果に共通しているのは，運動開始に近づくと，主動筋の長潜時反射は促通されるが，脊髄性の伸張反射は変化しない，あるいはいったん促通されるが元に戻るということである．運動準備期における脊髄レベルでの運動ニューロンの興奮性は，高次中枢によって高まっているはずだが，脊髄性の反射が増大しないのはシナプス前抑制のためと考えられている．高次

中枢からの運動指令を優先させるため，末梢からの感覚入力が，運動ニューロンへ直接的に伝達されないように，高次中枢が抑えているからと考えられている．

　伸張反射の制御はこのように運動準備段階から行われるが，これには刺激（感覚）に対する予測（イメージ）や注意といった心的作用が影響していると考えられている．Yamamoto[14]は，肘関節90°の状態を保っている際，突然手首を牽引するようにして上腕二頭筋に伸張刺激を与える実験を行った．手首の牽引は重りを止めている紐をはさみで切り，その重りが自由落下することによって施された．伸張刺激に対して素早く肘関節を屈曲させ，落下する重りを支える課題では，刺激開始の瞬間（紐をはさみで切る時）を見せない場合より見せた場合の方が長潜時反射はより促通された．また，重りを追うように肘関節を伸展させる課題では，刺激開始の瞬間を見せない場合より見せた場合の方が，長潜時反射はより抑制された．一方，両課題において，脊髄性の伸張反射は顕著に変化しなかった．「もうすぐ刺激が来る」といった運動（感覚）の予測の有無で，高次中枢での運動の準備状態が異なり，長潜時反射の調整に影響を及ぼすことが示された．また，Nashner[15]は，成人の被験者を足関節背屈方向に傾斜する床面に立たせ，予告なしに床を傾斜させて，その時の足関節底屈筋である腓腹筋の筋電図を記録した．床を急激に傾けると腓腹筋に脊髄性の伸張反射が起こったが，実験を繰り返すうちに伸張反射は徐々に減少し，他の筋活動も含めた長潜時反射に代わった．この結果について沖田[16]は，姿勢制御の戦略が，腓腹筋の伸張によるIa発射を情報源とした単シナプス性の伸張反射という単純なものから，上位中枢における情報処理（認知）過程を通した複雑な筋シークエンスによるものにとって代わられた可能性を指摘している．これは，外部から加えられた外乱の繰り返しによって行為に対する予期を生み出した可能性が考えられ，入力される刺激を予測し，脳内でイメージするといった心的作用が脊髄性の伸張反射を抑制させた可能性を示している．予測（イメージ）以外にも，注意といった心的作用が伸張反射の制御に影響を及ぼすことが報告されている．Wolfら[17]は，トルクモータを用いて上腕二頭筋に伸張反射を誘発し，筋電図を見せながら抑制するように訓練させると，反射活動が減弱することを報告し

## 第3章 治療のために〜リハビリテーション臨床を脳科学の視点から実践する

た．したがって，脊髄性の伸張反射においても，高次中枢が関与する注意や意識を向けるといった心理的努力によっても制御可能であるということが言える．

　運動麻痺に対するリハビリテーションは，脊髄レベルでの運動ニューロンの制御を目的として実施するが，そのためには上位中枢による制御が不可欠である．中枢による制御には，運動準備期に行われる刺激（体性感覚）に対する注意や，得られる感覚を予測（イメージ）するといった心的作用が重要と考えられ，これらの要素をリハビリテーションの訓練課題で考慮していく必要がある．次項で詳しく述べる認知問題，すなわち体性感覚の識別課題は，これらの心的作用を患者に要求する課題である．末吉ら[18]は，脳卒中片麻痺患者12名に対し，足関節の位置覚を識別させる課題を実施することで，麻痺側ヒラメ筋の脊髄性伸張反射（H反射）の振幅値が低下することを報告している．体性感覚の識別課題を実施する際，制御すべき4つの運動の異常要素に応じた課題設定が必要となる．体性感覚識別課題では，体性感覚を知覚探索させるための運動を患者に要求することとなるが，伸張反射の異常に対する課題では，他動運動での課題が中心となることに対し，連合反応や共同運動パターン，運動単位の動員異常に対する訓練では，患者自身に筋出力を要求しながらの課題（自動介助〜自動運動）が中心となる．特に，運動麻痺が重度である片麻痺患者に対しては，過度に筋収縮を要求することで，運動の異常要素を助長させる可能性がある．その際，まずは，他動運動によって得られる体性感覚に注意を向け，感覚を予測させ識別させる課題を実施することになる．他動運動による伸張反射や連合反応の制御が可能となった時点で，徐々に患者自身に筋収縮を要求しながら識別課題を実施し，連合反応・共同運動パターンを制御させながら適切な運動単位の動員へ繋げていき，随意運動の獲得を目指す．脊髄での運動ニューロンの興奮性は，上位中枢が担う注意や予測（イメージ）によって制御されることから，臨床では，運動の異常要素を評価する際，出現部位や程度など外部から観察されることに加え，患者の自覚，さらに注意や予測（イメージ）による変化についても観察する必要がある．

## 3.2 運動学習のメカニズムと認知問題

　脳損傷後の運動機能回復に伴う脳活動の変化は，運動学習に伴う脳活動の変化と類似していることが指摘されている[19]．脳卒中片麻痺患者にみられる運動の異常要素の改善は，脳の可塑的変化として捉えることができ，それらは病的状態からの学習であると仮説立てることができる．リハビリテーションは，運動学習の理論に基づいて実践していく必要がある．

　運動学習に関わる脳領域は，3つの学習過程の段階によって変化することが明らかにされている．第1段階である学習初期は，学習者は，運動技術獲得のため，課題の性質を認知し，その認知に基づいて戦略（ストラテジー）を試行する段階である．この段階では，運動によって生じる感覚情報を各感覚領域で分析し，それらの情報を統合する前頭葉・側頭葉・頭頂葉における連合野が主に関与する．さらに，運動の言語化のために言語中枢の活動が関与する[20, 21]．学習の中間期では，さまざまな運動戦略が試され，比較照合を行っている段階であり，運動プログラムを形成する運動前野など感覚・運動関連領域の活動が主に関与する[22]．学習後期では，特に努力をしなくとも調整可能な自動段階であり，連合野の活動は少なくなり，大脳基底核といった場所によって無意識的に運動の調整が行われるようになる[20, 21]．Van Mier[23]とJenkinsら[20]は，それぞれ，運動学習中の脳活動の変化について報告しているが，両者共通して，運動学習の初期には，頭頂連合野・運動前野・小脳の活動が関与し，学習後，記憶に基づく運動の遂行には主に補足運動野の活動が関与することを示している．また，Doyonら[24]は，運動学習過程における脳領域の役割を連続的運動学習（連続的な運動の中から順序の知識を獲得するもの）と適応的運動学習（環境に依存した感覚情報に基づいて学習するもの）に分け図式化した（図3.3）．初期は，認知過程の活性化によって比較照合され，それが徐々に運動関連領野や頭頂葉に蓄えられ自動化に至る．このプロセスに強化学習に関与する大脳基底核と教師あり学習に関与する小脳が関わると考えられている．

　運動学習のモデルには，強化学習・教師あり学習・教師なし学習があげら

第3章 治療のために〜リハビリテーション臨床を脳科学の視点から実践する

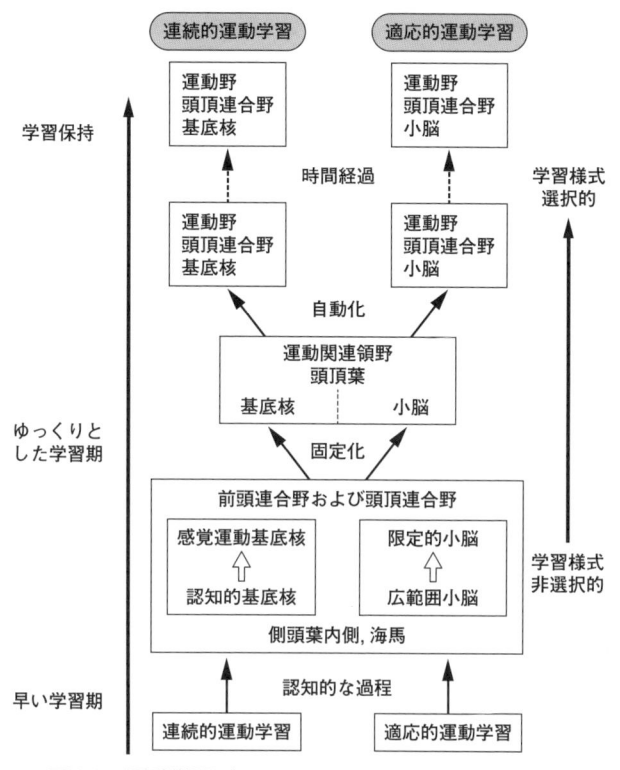

**図3.3 運動学習プロセスにおける中枢神経系の役割**

運動学習には連続的運動学習と適応的運動学習があり，前者は運動遂行能力の向上，後者は環境変化に対する代償能力の向上である．学習の段階として初期の早い学習，後期の遅い学習，および保持がある．早い学習期では，運動技能は1回のセッション内の繰り返しで改善がみられ，遅い学習期では，何回かのセッションでさらに改善がみられ，保持期では長期間練習をしなくてもその技能が保持されるようになる．それぞれの学習の性質と段階により，関与する神経基盤が異なっていると考えられる．学習の初期には，共通して線条体，小脳，運動野および前頭前野，頭頂葉，辺縁系が関与する．学習が進むにつれ，運動系列学習では連合野から皮質─線条体系へ，運動適応では皮質─小脳系へシフトする．

(Doyon J, Benali H：Reorganization and plasticity in the adult brain during learning of motor skills. Current Opinion in Neurobiology. 2005；15：161-167 より，改変)

れる．強化学習とは，ヒトと環境の相互作用から報酬を得て，報酬を最大化するように自己の選択可能な行動の価値を学習するものである．強化学習に

は，意欲や情動の喚起が大きく影響しているが，そのメカニズムに関与しているのが，中脳ドーパミン系とその修飾作用を受ける大脳基底核と前頭葉である．正の強化は，黒質や腹側被蓋野でドーパミン神経細胞が興奮し，側坐核とシナプス結合して快情動や意欲が生まれることで行われる．ドーパミン神経細胞は，行動を起こす時に得られる期待される報酬の量と，行動をとった結果実際に得られた報酬の量の誤差によって興奮し，興奮の度合いに応じてシナプス伝達効率を向上させる[25]．報酬が完全に予測可能で誤差が生じない場合は正の強化が行われず[26]，また，過大に予測を見積もり，実際の結果との誤差が負であった場合は，負の強化や学習性無力感（learned helplessness）をきたしてしまう場合がある．

　教師あり学習とは，意図した運動予測と実現した運動結果の誤差修正により学習する過程である．運動予測とは得られる感覚フィードバックの予測（イメージ）や運動指令の遠心性コピーを指す．運動結果とは実際の運動時に得られた求心性フィードバック情報を指し，これらが比較照合されることでその誤差を検出し，誤差を修正することで生まれる学習である．特に小脳は，誤差検出時に大きく関わり，その誤差を大脳に教えるといった教師役としての機能をもっている．小脳のプルキンエ細胞は，大脳からの意図を伝達する苔状線維および平行線維と，登上線維からの誤差信号の両者を統合し，それらを調節する働きをもっている[27, 28]．このことから，小脳の機能は，フィードバック誤差学習と呼ばれる運動制御における比較照合モデルとして認識されている[29-31]（図1.14参照）．新規な運動を学習し始めた時期というのは，外部環境や身体内部の感覚フィードバックを頼りに，遅くてぎこちない運動になる．しかしこの時，運動開始前にあらかじめ運動を予測し，予測とフィードバック制御システムにより，出力の「誤差信号」に基づき内部モデル（最適な運動指令）をトレーニングしている．その結果，学習された内部モデルによって感覚フィードバックに依存しなくとも速くて正確な運動が行えるようになるというものである．また内藤[32]は，運動学習における比較照合システムを図式化した（図3.4）．ここでは，運動指令のコピー情報と，実際の運動感覚の結果が，二次的運動感覚領野（運動前野・補足運動野・小脳）で比較照合され，それが身体・運動スキーマとして下頭頂葉に格納され

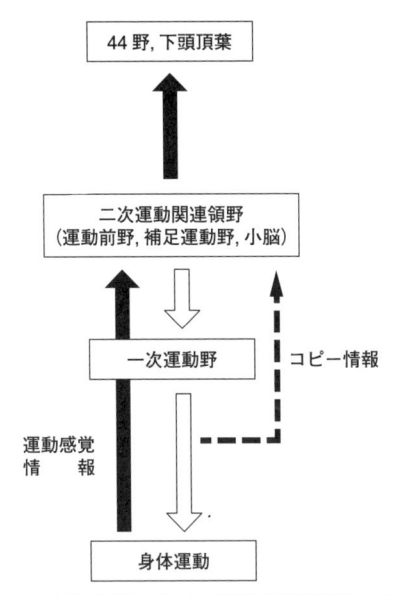

第3章　治療のために〜リハビリテーション臨床を脳科学の視点から実践する

**図3.4　大脳皮質における運動学習過程のモデル**

二次運動関連領野では，運動感覚の情報処理のみならず，運動の準備，すなわち運動に先だっての運動感覚の予測の形成にも関与している．そのため，これらの領域では，実際の運動感覚と運動感覚の予測（運動指令のコピー情報）との比較照合が行われている．その後，身体部位ごとの感覚表象は，右半球を中心とした44野，下頭頂葉に収束し，身体全体としての運動表象が形成される．

(内藤栄一：ヒトの身体像の脳内再現と身体運動制御との関係．現代思想．2006;34:163-173より，一部改変)

るというものである．運動学習の誤差検出・修正モデルとして，古くはAnokhin[33]が，運動学習の神経機構における仮説を述べている（図3.5）．運動学習は，この図式に示した順序で成立し，ここでも，運動前野と補足運動野で形成される運動プログラムと，実行された運動結果（求心性感覚フィードバック情報）が比較照合されることが学習過程には重要であると強調している．

　最後に教師なし学習とは，あらかじめ出力すべき明確な基準がないものであり，課題を繰り返すことで記憶がつくられ，その記憶と実際の結果を結合していく相関学習過程のことである．何に注意を向けるべきか，どのように

第3章 治療のために〜リハビリテーション臨床を脳科学の視点から実践する

stage I：求心性信号の統合（afferent synthesis）
　　　　（感覚野や感覚連合野で求心性入力を知覚する段階）

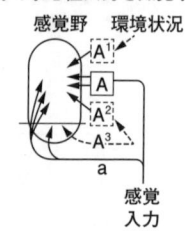

stage II：行為の受容器の完成（acceptor of action）
　　　　（運動プランが運動前野や補足運動野で表象される段階）

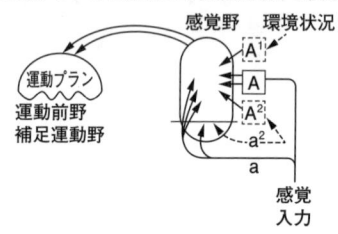

stage III：効果器装置の形成（formation of the effector apparatus）
　　　　（運動野からの遠心性出力が試みられる段階）

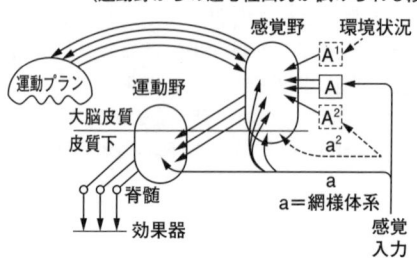

stage IV：求心性信号の回帰（return afferentation）
　　　　（運動に伴う感覚と運動プランが照合される段階）

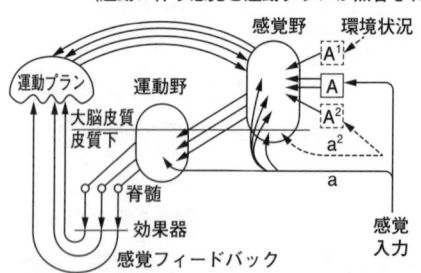

**図3.5　Anokhin による運動学習成立のプロセスの模式図**

（Anokhin PK：Biology and Neurophysiology of the Conditioned Reflex and Its Role in Adaptive Behavior. Pergamon Press, 1974 より）

### 第3章 治療のために〜リハビリテーション臨床を脳科学の視点から実践する

注意を配分するべきか，どの記憶を使いどのようにシミュレーションするべきかといった作業記憶の過程を含み，対象者が能動的に課題を取り込むことで成立する学習である．この学習に関わる主領域は，海馬，前頭前野，運動前野，補足運動野，頭頂葉である．

運動機能回復，すなわち脳の可塑的変化を学習と捉えるのであれば，リハビリテーションの訓練課題も運動学習を考慮して設定する必要がある．さらに学習は，脳の認知過程（知覚・注意・記憶・判断・言語）の発達に基づいていることから，リハビリテーションにおける訓練課題も認知過程の発達に基づいていなければならない[34]．すなわち，脳損傷患者に対する訓練課題では，患者自身が能動的に取り組む中で，運動の予測（イメージ）と感覚フィードバックを比較照合させ，認知過程を活性化させることが求められる．さらに課題では，報酬の設定すなわち課題の難易度を留意し，発達心理学者Vygotsky[35]が提案した最近接領域を見極めて設定していく必要がある．これら，運動学習の理論を実践する課題の一つとして，体性感覚を介して解く「認知問題（cognitive problem）」があげられる．これは，単に体性感覚の刺激を入力する課題ではなく，体性感覚の差異を見出し，感覚を弁別／識別（discrimination）させる課題である．単なる感覚刺激を与えるだけでなく，感覚情報の差異を検出するといった能動的な知覚探索を求める識別課題を実施することで，注意・記憶・運動イメージといった認知機能が活性化され，脳の可塑的変化が促進されることは明白となっている．識別課題を実施する際，患者には認知過程を活性化させながら，運動時（他動・自動介助・自動）にどのような体性感覚が得られるかの予測（知覚仮説 perceptive hypothesis）を立てさせ，実際に得られた体性感覚フィードバックとの比較照合を行わせる．比較照合時の差異を見出し，誤差修正させることで運動学習が促進されると仮説立てられる．また，感覚の予測である知覚仮説とは，運動の予測制御である運動イメージ（motor imagery）や運動プログラム（motor program）の形成と関連していると考えられている[36]．そのため，識別課題を実施するうえで患者がどのような知覚仮説を立てているかをセラピストは観察する必要がある．識別課題では，課題の解答における正誤反応だけではなく，どのような知覚仮説に基づいて解答を導き出しているかが重要とな

る．そして，その知覚仮説は，患者がどの情報を知覚し，注意を向け，記憶しているかといった患者の認知過程に影響される．

体性感覚の識別には，認知過程に関与する前頭前野・運動前野・頭頂連合野・小脳などの活動が関わることが，健常者を対象にした多くの報告によって明らかにされている[37-43]．さらに河野ら[44]は，実際に右被殻出血を呈した左片麻痺症例に対し，左手指他動運動にて，接触した素材を識別させる課題と，接触した手指の部位を識別させる課題を実施し，認識が曖昧であった訓練前と認識や運動機能が向上した訓練後で，識別中の脳血流量に起こる変化について検討した．その結果，訓練前後で，素材識別課題では，右前頭前野の活動減少，右運動前野・左右一次感覚運動野の活動増加を認め，部位識別課題では，右運動前野の活動増加を認めた．本症例においては，学習することで触覚情報への注意やワーキングメモリーの負荷が軽減したことで前頭前野の活動は減少し，触覚の情報処理（知覚）や触覚の予測（イメージ）が向上したことから一次感覚運動野・運動前野の活動が増加したことが推察された．臨床では，セラピスト自身に，このような患者の脳機能，すなわち認知過程を観察する能力が求められることになる．これらは，外部からの観察である関節可動域（ROM）や筋力テスト（MMT），姿勢・動作分析などでは観察することは困難である．患者自身が，どのような感覚情報に注意を向けているか・知覚しているか・記憶しているか，そして，どのような運動のイメージをしているかなどについて，患者自身による言語記述などを分析し，観察（評価）と並列的に考える必要がある．

## 3.3 患者の認知過程を観察するための脳科学的解釈

前節では，運動機能回復は脳の可塑的変化を伴う学習過程であり，新たに運動を学習するためには運動の予測（運動イメージ）と実際の求心性感覚フィードバックとの間に差異（違い）のある情報を見出すことが必要であることが述べられた．しかし，多くの脳損傷患者では，運動の学習に意味のある情報として認識するために適切な脳の認知過程（知覚・注意・記憶・言語・イメージなど）を活性化できない結果，異常な運動パターンが出現して

いる状態である．リハビリテーション臨床において，セラピストが患者の認知過程を観察するためには，知覚・注意・記憶・言語・イメージなどのおのおのの認知機能の脳科学的知識を患者との対話を通して臨床的な視点と結びつけることが重要である．本節では，患者の認知過程を観察するために必要な以下の項目について，臨床的な視点を踏まえて脳科学的に解釈し記載していく．

◇どのように認識（認知）しているか
◇どのように注意・記憶を使っているか
◇どのようにイメージ・学習しているか
◇どのように言語を使っているか

## 3.3.1 どのように認識（認知）しているか

　認識とは自己身体や外部環境の情報をどのように捉えることができるかということであり，求心性の感覚フィードバックを情報化していく過程を指す．随意運動は，これらの感覚フィードバックに基づいて，脳内で運動のイメージを想起し，最終的に発現するため，求心性の感覚フィードバックの情報化が困難であると，運動のイメージも困難であると考えられる（第1章参照）．したがって，患者の認知過程を観察するための最初の手続きは，自己身体や外部環境に関する感覚情報をどのように認識しているかということを評価していくことになる．視覚情報は後頭葉視覚野から，言語情報は側頭葉聴覚野から，体性感覚情報は頭頂葉体性感覚野から集められ，頭頂連合野で統合される．患者の脳機能を評価するうえで重要なのはブロードマンの脳地図における3野，1野，2野，5野，7野，39野，40野での階層的な情報処理過程である．3a野では身体各部の深部受容器からの固有感覚情報が入力され，3b野には皮膚受容器からの触覚情報が入力され，局所的な情報の処理がなされる．次に，1野と2野では，3野よりも広い受容野を認め，広く複雑な応答特性を示す．たとえば，皮膚をある一定方向に擦るという刺激のみに応答するニューロンや，ある指を曲げて他の指を伸ばすといった複数部位の動きの組み合わせによって応答するニューロン，さらには四角と球といった物体の形態に応答するニューロンなどが認められる．このように，一

次体性感覚野の中での情報処理が単純から複雑へと階層的に処理され，自己身体の感覚から対象物を知覚するという変化が生じている．特に，3野以降の1野および2野における感覚情報処理では，注意の影響を大きく受けており，身体外部の環境と身体内部の体性感覚情報との関係性を能動的に知覚するために重要である[45]．

臨床的な視点として，関節運動の部位の認識（どの関節が動いているか），運動の存在の認識（動いているか止まっているか）については，3a野の機能を，接触情報の存在の認識については3b野の機能を評価していることになる．また，運動の方向の認識（どの方向に動いたか），運動の距離の認識（どの程度動いたか），身体の全体的な位置関係の認識については，1野や2野の機能を評価していることになる．さらに，対側の四肢との比較による身体の認識（反対側に対してどのような位置関係であるか）については5野の機能を，体性感覚と視覚の統合による身体の認識（視覚で認識した位置に対して四肢がどのような位置にあるか）については7野の身体図式，身体イメージとしての機能を評価していることになる．その後，39野，40野で体性感覚，視覚，聴覚（言語）の異種感覚間の整合性が認識され，運動前野，補足運動野，運動野といった運動関連領域へ送られ，随意運動の出力が可能となる．このように，身体を介した経験が頭頂連合野で生成され，どのように感覚情報を認識するかという一つの認知機能を成立させているのである．患者が体性感覚をどのように認識しているかということについては階層的な脳の情報処理過程を考慮しながら，段階的に観察することが重要となる．

### 3.3.2 どのように注意・記憶を使っているか

注意には主に前頭連合野の機能を中心とした注意と，頭頂連合野の機能を中心とした注意が存在する（第2章参照）．前頭葉の注意とは，感覚情報が意識化される顕在的な注意であり，頭頂葉の注意とは，感覚情報が意識化されなくても，潜在的には気づいているというような注意である．

前述した認識という認知機能は，頭頂葉，側頭葉，後頭葉から前頭葉に向かうボトムアップの一方的な情報の流れで成立するのではなく，前頭葉から頭頂葉，側頭葉，後頭葉に向かうトップダウンの情報の流れとの相互作用が

## 第3章 治療のために〜リハビリテーション臨床を脳科学の視点から実践する

必要である．つまり，体性感覚の刺激のみでは，運動出力を担う4野へは送られず，注意によって環境に応じた身体の状況を適切に知覚した情報が4野へ送られるため，後方の脳領域から上行してくる多くの感覚情報の中から，「何に注意を向けてどこをどれだけ動かせばよいか」という選択をする必要がある．認知問題にとって必要となるのは，このような前頭連合野の機能を中心とした顕在的な注意であると解釈できる．

患者が身体の体性感覚を知覚し，適切に認識するためには，必要な感覚情報に対して適切に注意が向けられている必要がある．ヒトでは電気刺激（ボトムアップ情報）に対して能動的に注意を向けると，体性感覚誘発電位の振幅が大きくなることが報告されている[46]．これは体性感覚野において，能動的注意を向けることで大脳皮質ニューロンの刺激感受性を高め，期待される感覚に対する検出感度を高めていると考えられている．

Irikiら[47]はサルが手指で物体に触れる際に，選択的注意の強さと体性感覚野の活動の強さに正の相関があること，また選択的注意の効果は刺激に対する反応性の向上のみならず，必要な情報を取捨選択する役割にも関与することを報告した．この実験により，大脳皮質の体性感覚野においても，刺激対象との接触がなくてもより高次な上位中枢からの制御的（トップダウン的）な情報処理があることが示唆された．さらに，選択的注意による活動は視床から直接入力を強く受ける3野ではなく，一次体性感覚野の中でも，より高次な情報処理過程に関与する2〜5野を中心に存在することが明らかにされている．また，大植ら[48]は，示指伸展運動の認識においては，自分の身体運動そのものに向ける身体内部への注意と，環境や自分の身体と接する道具に向ける身体外部への注意といった対象者の能動的注意の向け方の違いによって，機能する左右大脳半球の領域が異なることを示唆している．つまり，右手での身体内部への能動的注意は右半球前頭—頭頂領域が，左手での身体外部への能動的注意は左半球前頭—頭頂領域が担うといった側性化が存在することを明らかにしている．

これらのことから，セラピストは，認知問題を呈示する際に，身体各部や運動の開始または終了に選択的，持続的に注意を向けられるか，また身体の体性感覚（身体内部）や身体と接触する道具（身体外部）に注意を向けるこ

### 第3章 治療のために〜リハビリテーション臨床を脳科学の視点から実践する

とで感覚に対する認識の仕方が変化するのか，注意の向け方を変化させることで異常な運動パターンを制御することが可能かということを観察することが重要となる．

　患者が認知問題に解答するためには，必要な感覚情報に対して，どれだけ注意を向けられるか（注意の操作），どれだけ記憶できるか（ワーキングメモリー：作業記憶）という認知機能が要求される．この際，セラピストはワーキングメモリーに関与する前頭前野背外側部を中心とした脳機能を評価・観察することになる．つまり，患者は1つの感覚情報にならこうした注意を働かせることが可能であっても，2つまたは3つの感覚情報に対して同様の認識が困難となる場合には，注意の分配に基づく情報の取捨選択機能の低下や，ワーキングメモリーに基づく必要な情報の保持機能の低下があると考えることが可能である．これらの内容についてセラピストは，患者が認知問題に解答する際に，何に注意を向けようとしていたか，何を記憶しようとしていたかということを患者との対話を通して確認することが可能である．このように，患者の注意や作業記憶（ワーキングメモリー）がどれだけ適切に機能しているかを評価・観察することは，認知問題を提示する際の難易度や患者の学習に関わってくると考えられる．たとえば，3択で硬さの差異が大きいスポンジの硬さという圧覚を識別させるという認知問題で提示した情報数が，患者にとって注意を向けることや記憶することが多すぎた場合では，情報数を2択に減らして硬さの差異を小さくするというように，課題の難易度を患者が学習しやすい段階に変更することも可能である．このように，患者がどの感覚モダリティであれば適切に注意を向け，記憶できるか，そのモダリティによって身体イメージや運動イメージなど，どのような情報を構築できるかを，セラピストは予測しておかなければならない．

### 3.3.3　どのようにイメージ・学習しているか

　運動イメージ（motor imagery）とは「明確な運動行動の表現が一切の運動表出を伴わずにワーキングメモリー内で内的に再活性された動的な状態である」とされている[49-51]．運動イメージは外部からの感覚入力が存在しない状態でも記憶や予測される運動感覚に基づいて運動を想起している状態であ

## 第3章 治療のために〜リハビリテーション臨床を脳科学の視点から実践する

り，運動麻痺を呈した脳卒中片麻痺患者の異常な運動パターンが表出される以前の脳の情報処理過程を観察するうえで重要である．つまり，異常な運動パターンが表出されるということは，期待される運動感覚に基づいて運動イメージが想起できない，また行為が予測制御できないという病態を呈していると考えられる．

　運動イメージは，他者が運動しているところをイメージする三人称的な視覚イメージと，自らが運動を行っているところをイメージする一人称的な筋感覚イメージに分類されている[52]．視覚イメージでは視覚野や側頭連合野において，対象物が何であるかを認識する際と類似した神経機構が賦活される．脳卒中片麻痺に対するリハビリテーション臨床の場面では，患者は自己の運動を視覚的にイメージすることは比較的可能であることが多く，セラピストは以下に述べる運動イメージについての鮮明性について観察することが必要である．

　運動イメージは，運動実行直前までの脳内における予測を伴う心的な情報処理過程であり，運動実行と類似した運動関連領域の神経機構が賦活される（第1章参照）．患者が運動を学習する際には，運動発現前の脳内の予測（遠心性コピー）と実際の運動による感覚フィードバックの照合が不可欠であり，運動イメージは運動発現前の予測を意識化させるのに有効である．セラピストは患者が視覚イメージと運動イメージを区別することが可能か，運動イメージを麻痺側と非麻痺側で比較することが可能か，運動イメージの想起により異常な運動パターンを制御することが可能かといった視点で評価をしていく．たとえば，麻痺側の異常な運動パターンを非麻痺側で再生させることで，麻痺側で生成される運動イメージに対する患者の自覚を評価することができる．脳損傷により運動麻痺を呈した患者は，異常な運動パターンを生成するための運動イメージに基づいて運動を実行している．適切な運動パターンで運動を実行させるためには，前述した「どのように認識（認知）しているか」という患者の求心性感覚フィードバックに対する認識を把握しておく必要がある．次に，認識可能な感覚の一つを予測（運動イメージ）させ，セラピストによる感覚フィードバックとの比較・照合作業を求めることで，患者が適切に運動をイメージできているかを評価する．また，運動イメージ

の正確性の評価として，実際の運動実行と心的な運動実行との時間一致性[49,50]を観察することも有効である．臨床的には，麻痺側と非麻痺側における実際の運動実行と心的な運動実行との時間が一致しているか否かを評価することで，麻痺側における運動イメージの正確性を把握しておく必要がある．つまり，運動イメージの正確性が比較的保たれていると判断できれば，運動発現に向けた筋収縮を伴う課題設定を考慮する．また，運動イメージの正確性が損なわれていると判断できれば，前述したように頭頂連合野を中心とする体性感覚情報に適切に注意を向け，それを認識する情報処理過程に問題があるのか，もしくは前頭連合野を中心とする認識した体性感覚情報から運動実行に必要な筋感覚を想起する情報処理過程に問題があるのかといった視点で，患者の脳の情報処理能力を観察していくことが重要である．

このように，イメージさせた運動と実際の感覚の比較・照合により運動前野・補足運動野・小脳といった運動イメージと，頭頂連合野といった感覚フィードバックに関与する情報処理過程の関係性を評価していくことになる．さらに，運動イメージという遠心性コピー情報を評価し観察することは，運動を意識化させるだけでなく，感覚フィードバックと照合させることへの気づきを生じさせることになり，運動の学習には必要不可欠な過程であることをセラピストは把握しておく必要がある．

### 3.3.4 どのように言語を使っているか

言語による意思伝達は，名詞，動詞，形容詞，修飾語，比喩といったさまざまな単語の組み合わせにより成り立ち，機能する脳領域がそれぞれ異なっている．名詞は視覚的にも触覚的にもそのものが何であるかを認識し，運動を発現させるために必要であり，側頭葉がその主な責任領域である．対象物や身体部位が何であるかということが認識できなければ，運動性言語野（ブローカ野）で内言語によるネーミングができず，身体をどのように動かすかという認識が困難となる．したがって，セラピストは患者が適切に「肩」や「膝」といった身体部位の名前を認識できているかといったように，側頭連合野と運動性言語野の機能との評価を実施しておく必要がある．

動詞は，肩が「開く」や膝が「伸びる」といった動きの認識に必要であり，

## 第3章 治療のために～リハビリテーション臨床を脳科学の視点から実践する

運動のイメージを伴うことになる．したがって，運動と前後左右という空間の認識に関わり，頭頂連合野の活性化が必要となる．さらに，第三者の膝が「伸びていく」といった動詞を用いると，頭頂葉の視覚的な認識に関わる領域の活性化が必要であり，自分の膝を「伸ばしている」といった自己の運動をシミュレーションしているような動詞を用いると，頭頂連合野と前頭連合野の双方の活性化が必要になる．したがって，セラピストは患者が自己の身体運動をどのような動詞を用いて言語化しているか，どのような動詞を用いた言語教示が患者の運動のシミュレーションを介助できるのかを評価することで，運動の出現の仕方との関係性を把握しておく必要がある．

形容詞は，「遠い」「近い」といった空間的な距離や，「硬い」「柔らかい」「重い」「軽い」といった触覚的・力量的な情報，さらには「速い」「遅い」といった時間的な情報の認識に必要である．つまり，形容詞は，運動のパラメータの中でも空間的，接触的，時間的な制御に必要な言語である．たとえば，上肢の到達把握運動に関しては，「大きい」や「小さい」という形容詞は把握運動に，「遠い」や「近い」という形容詞は到達運動に影響を及ぼすことが明らかにされている[53]．したがって，セラピストは患者の運動制御に対する形容詞の認識について評価し，形容詞の変化に伴う運動制御の変化についても観察しておく必要がある．

修飾語やメタファー（比喩）は，「そっと（物を）取る」や「棒のように足を伸ばして立つ」というように，運動の速さや身体の知覚の変質などといった自己の身体の使い方を認識するために必要な言語であり，頭頂葉下部の角回などで生成される．頭頂葉下部（39野・40野）は，体性感覚と視覚が統合され生成された身体図式と聴覚や記憶をさらに統合させる場所である．セラピストは，患者の異常な運動パターンに対して，メタファー言語の教示による筋の力量調節などの変化を観察し，運動制御への新たな気づきが与えられるか否かを観察しておくことが必要である．

以上のように，セラピストは患者の運動の異常要素が，上述した脳の情報処理過程のどの認知機能の異常が主な原因となって表出されているのかを仮説立て，身体を介した認知問題によって認知過程に対して働きかけていくことが重要である．次節では，本節で解説した患者の認知過程を観察するため

第3章 治療のために〜リハビリテーション臨床を脳科学の視点から実践する

の脳科学的解釈が，実際の臨床場面でどのような対話を通して成立し，治療仮説への構築へと結びついていくのかを述べていく．

**引用文献**

1) Lance JW：Symposium synopsis, In：Spasticity：Disordered Motor Control. eds by Feldman RG,Young RR, Year book Medical Publishers. Chicago, 1980, pp485-494.
2) 田中勵作：痙縮の神経機構—再訪．リハ医学．1995；32：97-105.
3) Wiesendanger M：Neurophysiological bases of spasticity. In：Sindou M, Abbott R (eds)：Neurosurgery for spasticity：a multidisciplinary approach. 1990, pp15-19.
4) Zulch KJ, Muller N：Associated movements in man. In Disturbances of Nervous Functions. Handbook of Clinical Neurology, Vol. 1, Vinken PJ, Bruyn GW (ed). Amsterdam, North Holland. 1969, pp404-426.
5) Sherrington CS：The integrative action of the nervous system. Yale University Press. 1911.
6) Creed RS, Denny-Brown D et al：Reflex Activity of the Spinal Cord. Oxford University Press, 1932.
7) Ada L, Q'Dwyer N：Do associated reactions in the upper limb after stroke contribute to contracture formation?. Clin Rehabil. 2001；15：195-206.
8) 上田敏：脳の機能局在とその異常，中枢神経麻痺．「リハビリテーション基礎医学 第2版」上田敏，千野直一，他（編）．医学書院，東京，1994，pp123-133.
9) Szentagothai J：Synaptic architecture of the spinal motoneuron pool. In：Recent Advances in Clinical Neurophysiology. EEG Clin Neurophysiol 25, Elsevier, Amsterdam, 1967.
10) 木塚朝博：随意運動に伴う反射活動の調節．「運動と高次神経機能—運動の脳内機能を探検する—」西平賀昭，大築立志（編）．杏林書院，東京，2005，pp125-148.
11) Seki K,Perlmutter SI, Fetz EE：Sensory input to primate spinal cord is presynaptically inhibited during voluntary movement. Nature Neuroscience. 2003；6：1309-131.
12) Bonnet M, Requin J：Long loop and spinal reflexes in man during preparation for intended directional hand movements. J Neurosci. 1982；2：90-96.
13) 木塚朝博，浅見高明，他：前腕屈筋群における長潜時反射と premotor time

との関係. 体力科学. 1994;43:201-214.
14) Yamamoto C, Ohtsuki T：Modulation of stretch reflex by anticipation of the stimulus through visual information. Exp Brain Res. 1989;77:12-22.
15) Nashner LM：Adapting reflexes controlling human posture. Exp Brain Res. 1976;26:59-72.
16) 宮本省三, 沖田一彦（編）：認知運動療法入門, 臨床実践のためのガイドブック. 協同医書出版社, 東京, 2002.
17) Wolf SL, Segal RL：Reducing human biceps brachii spinal stretch reflex magnitude. J Neurophysiol. 1996;75:1637-1646.
18) 末吉夏子, 富永孝紀, 他：脳卒中片麻痺患者に対する位置弁別課題がヒラメ筋H反射に与える影響―体性感覚誘発電位（SEP）による波形障害度分類を用いた検討―. 理学療法学. 2011;38:ROMBUNNO. PI1-117.
19) 宮井一郎, 虫明元：脳に障害のある場合の器用さの学習のメカニズム. 久保田競（編）. 学習と脳. サイエンス社, 東京, 2007, pp107-157.
20) Jenkins IH, Brooks DJ et al：Motor sequence learning：a study with positron emission tomography. J Neurosci. 1994;14:3775-3790.
21) Seitz RJ, Roland PE：Learning of finger movement sequences：a combined kine- matic and positron emission tomography study. Eur J Neurosci. 1992;4:154-165.
22) Grafton ST, Hazeltine E et al：Functional anatomy of human procedural learning determined with regional cerebral blood flow and PET. J Neurosci. 1992;12:2542-2548.
23) van Mier H, LW Tempel et al：Changes in brain activity during motor learning measured with PET：effects of hand of performance and practice. J Neurophysiol. 1998;80:2177-2199.
24) Doyon J, Benali H：Reorganization and plasticity in the adult brain during learning of motor skills. Current Opinion in Neurobiology. 2005;15:161-167.
25) Schultz W：Behavioral dopamine signals. Trends Neurosci. 2007;30:203-210.
26) Berns GS, McClure SM et al：Predictability modulates human brain response to reward. J Neurosci. 2001;21:2793-2798.
27) Ito M：Mechanisms of motor learning in the cerebellum. Brain Research. 2000;886:237-245.
28) Keating JG, Thach WT：Nonclock behavior of inferior olive neurons：interspike interval of Purkinje cell complex spike discharge in the awake behaving monkey is random. J Neurophysiol. 1995;73:1329-1340.
29) Kawato M, Furukawa K et al：A hierarchical neural-network model for

control and learning of voluntary movement. Biol Cybern. 1987;57:169-185.
30) Raymond JL, Lisberger SG et al：The cerebellum：A neuronal learning machine? Science. 1996;272:1126-1131.
31) Ito M, Kano M：Long-lasting depression of parallel fiber-Purkinje cell transmission induced by conjunctive stimulation of parallel fibers and climbing fibers in the cere- bellar cortex. Neurosci Lett. 1982;33:253-258.
32) 内藤栄一：ヒトの身体像の脳内再現と身体運動制御との関係．現代思想. 2006;34:163-173.
33) Anokhin PK：Biology and Neurophysiology of the Conditioned Reflex and Its Role in Adaptive Behavior. Pergamon Press, 1974.
34) Perfetti C：La rieducazione motoria dell'emiplegico. Ghedini, Milano, 1979.
35) Vygotsky LS（柴田義松訳）：思考と言語．明治図書, 1962.
36) 宮本省三：リハビリテーション・ルネサンス，心と脳と身体の回復　認知運動療法の挑戦．春秋社，東京, 2006.
37) Kim SG, Ugurbil K et al：Activation of a cerebellar output nucleus during cognitive processing. Science. 1994;265:949-951.
38) Roland PE, Sullivan B, Kawashima R：Shape and roughness active different somatosensory areas in the human brain. Proc Nat Acad Sci USA. 1998;95:3295-3300.
39) Binkofski F, Buccino G et al：A front-parietal circuit for object manipulation in man：evidence from an fMRI-study. Eur J Neurosci. 1999;11:3276-3286.
40) Liu Y, Pu Y et al：The human red nucleus and lateral cerebellum in supporting roles for sensory information processing. Hum Brain Mapp. 2000;10:147-159.
41) Bodegard A, Geyer S et al：Hierarchical processing of tactile shape in the human brain. Neuron. 2001;31:317-328.
42) van de Winkel A, Sunaert S et al：Passive somatosensory discrimination tasks in healthy volunteers：differential network involved in familiar versus unfamiliar shape and length discrimination. Neuroimage. 2005;26:441-453.
43) 山田実, 森岡周, 他：手指運動による弁別課題が脳血流量に及ぼす影響—fNIRSを用いて．理学療法科学. 2008;23:261-265.
44) 河野正志, 富永孝紀, 他：脳卒中片麻痺症例における手指の体性感覚識別課題中の脳活動—訓練経過に伴う脳活動の変化—．第11回日本認知神経リ

## 第3章 治療のために〜リハビリテーション臨床を脳科学の視点から実践する

ハビリテーション学術集会抄録集, 2010.

45) 岩村吉晃：能動的触知覚（アクティブタッチ）の生理学．バイオメカニズム学会誌．2007;31:171-177.

46) Miyauchi S, Hikosaka O et al：Voluntary somatosensory attention activates the ipsilateral second somatosensory cortex (SII) in humans. Neurosci Res suppl. 1993;18:S208.

47) Iriki A, Tanaka M et al：Attention-related premovement activities of neurons in the monkey somatosensory cortex. Neurosci Res suppl. 1994;19:S220.

48) 大植賢治，富永孝紀，他：運動の認識における身体内部および外部への能動的注意が脳活動に及ぼす影響―機能的近赤外分析装置（fNIRS）による検討―．理学療法科学 2010;25:109-114.

49) Decety J, Jeannerod M et al：The timing of mentally representd actions. Behav Brain Res. 1989; 34:35-42.

50) Decety J, Jeannerod M：Mentally simulated movements in virtual reality：does Fitts's law hold in motor imagery?. Behav Brain Res. 1995;72:127-134.

51) Decety J, Grezes J：Neural mechanisms subserving the perception of human actions. Trends in Cogn Sci. 1999;3:172-178.

52) Jeannerod M：The representing brain：Neural correlates of motor intention and imagery. Behav Brain Sci. 1994;17:187-245.

53) Gentilucci M：Object motor representation and language. Exp Brain Res. 2003;153:260-265.

# セクション［1］
# 上肢の運動麻痺に対するリハビリテーション

　上肢の運動は，意図に基づいたものであり，手を対象に到達させ，それを把握し操作するという行為をつくりだす．上肢の運動麻痺に対するリハビリテーションでは，これらの機能を再獲得させることが目的となる．上肢の機能は，対象物に対する，①到達（reach），②手の構え（approach），③把握・操作（grasp, operation）という「構成要素」からなる．上肢の行為は，把握・操作運動が行為の主目的で，それらを達成するために，到達運動や手の構えの運動が行われていると考えられる．本項では，上肢の運動麻痺に対するリハビリテーションを実践するために，上肢機能の神経機構と，その神経機構に基づくリハビリテーションの実際について述べていく．

## 1　上肢の到達・把握運動に関与する神経機構

　上肢の運動制御は，大きく2つの情報処理系の機能によって達成される．1つは，把握対象まで腕をもっていく到達運動で，もう1つは対象に手の形や傾きを合わせる把握・操作運動である．Arbib[1]は，手の運動のための視覚的制御システムの中枢は頭頂連合野とし，そのシステムは到達運動と把握・操作運動を別々に制御しているという仮説を提唱した．到達運動には，対象の「位置」の情報が必要であり，把握・操作運動には対象の「大きさ」や「傾き」の情報が必要である．対象の「位置」の認識から，空間の方向舵として肩関節の運動がプログラムされ，伸縮機構として肘関節の運動がプログラムされる．一方，対象の「大きさ」や「傾き」の認識によって，手の構えや握る行為をなすために前腕や手・手指関節の運動がプログラムされる．対象の空間情報は頭頂連合野で処理され，処理された情報をもとに，視覚性の運動制御に関与する運動前野がそのプログラムを形成すると考えられている[2]（図3.6）．

　到達・把握運動は，これら視覚誘導性による運動制御のみで実行されているわけではない．一度対象物の視覚分析がなされ記憶されれば，閉眼であっ

セクション［1］ 上肢の運動麻痺に対するリハビリテーション

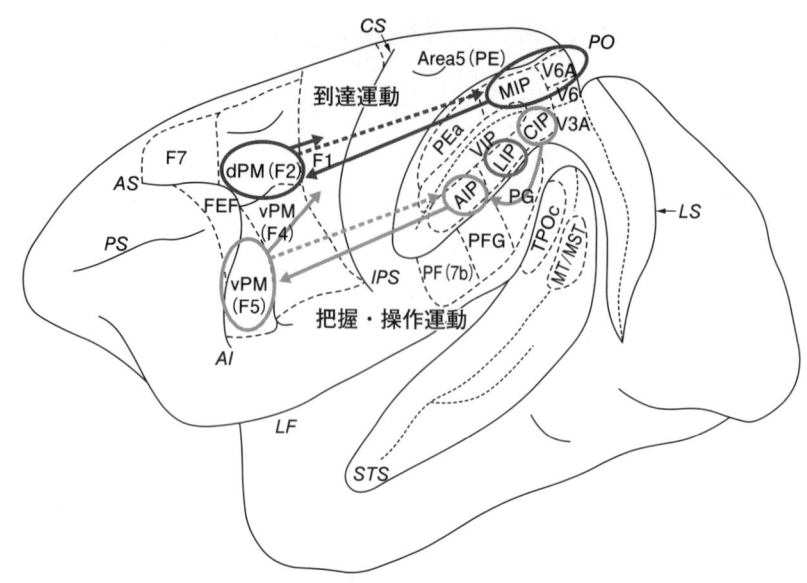

**図3.6** 到達運動（太線の実線）と把握・操作運動（太線のアミかけ線），
サッケード（太線囲み），遠心性コピー（破線）

AIP：頭頂間溝前外側部，LIP：頭頂間溝外側領域，MIP：頭頂間溝内側領域，
CIP：頭頂間溝外側壁尾側部領域，V6A：内側頭頂後頭領域，vPM：腹側運動前野，
dPM：背側運動前野

到達運動には，主に頭頂葉の背側・内側の領域（MIP・V6Aなど）から背側運動前野（F2）への投射が関与し，把握・操作運動には，主に頭頂葉の外側，つまり頭頂間溝の中にある領域（AIPなど）から腹側運動前野（F5）への投射が関与している．LIPは，到達対象へのサッケードに関与し，CIPは，AIPに視覚情報を送ることに関与している．また，到達・把握運動は，遠心性コピー情報によって適切に運動が行われているかモニターされている．

(村田哲：身体意識とミラーニューロン．Clinical Neuroscience. 2011;28:909-914 より，改変)

てもその行為は容易に可能である．また，対象の硬さや重さなど視覚では知ることができない接触情報の予測についても，実際に接触しなくても想起可能である．これは，過去の知覚経験が随意運動制御のための「内部モデル」（内部表象）として蓄積されているためとする仮説がある[3]．すなわち運動を発現しなくとも，運動を準備することで期待される運動感覚が脳内で生成

セクション［1］ 上肢の運動麻痺に対するリハビリテーション

されているのである[4]．期待される運動感覚の生成は，記憶誘導型の運動制御メカニズムと呼ばれ，視覚と体性感覚の統合や知覚と運動の経験によって得た知識を通して蓄積されたものである．

**①到達運動の神経機構**

　到達運動を達成するためには，視覚情報から得られる対象の位置情報を行為に関する運動企画（運動プラン）に変換する過程[5-7]，次いでその企画に基づく運動プログラムを形成し運動の実行に導く過程[8-11]，そして企画に基づく行為が実現されているかを監視し，必要に応じて運動の修正を図る過程[12, 13]がそれぞれ必要であると考えられている．これらの到達運動に必要な情報処理過程を，特に頭頂連合野（上頭頂小葉）と背側運動前野の神経ネットワークが担っていると考えられている（図3.6）．到達運動時には，対象物を注視するサッケードが生じ，頭頂間溝外側領域（LIP野）がその役割を担う．サッケードによって得られる対象の位置情報により，対象が視空間内のどこにあるかを認知し，対象に到達運動を実行するための3次元的な運動の制御を算出する．これらには，上頭頂小葉（頭頂連合野）に相当する頭頂間溝内側領域（MIP野）[14]や内側頭頂後頭領域（V6A野）が関わる[15]．MIP野は，到達運動に関連して持続的に活動を示し，またV6A野は，視覚と体性感覚の両方に反応する多種感覚領域野である[15]．さらにV6A野は，上肢の運動制御に関わる背側運動前野と強い相互結合がみられ，対象物の視覚的な情報処理と体性感覚に基づいた運動の両方をコントロールする機能と考えられている．このような考えに一致して，サルのV6Aの選択的損傷は，対側上肢の視覚誘導型の到達，操作運動に障害を引き起こし，この症状は視覚性運動失調の患者にみられるものとよく似ていることが知られている．

　視覚誘導型の運動制御には，頭頂連合野と腹側運動前野のネットワークも関与している[16]．頭頂連合野では，一次体性感覚野で処理された感覚情報を受け取り，ここで一次視覚野から背側経路を経由して処理されてきた空間情報と統合する機能を担う．さらに，統合された情報は腹側運動前野へと伝達される．腹側運動前野は，頭頂間溝領域から多くの投射線維を受けており，運動の開始や遂行に役割を果たしているとともに，視覚刺激に応答するニューロンが存在している．この視覚誘導型運動の情報処理過程は，先に述

セクション［1］　上肢の運動麻痺に対するリハビリテーション

べた内部モデルによって調整されており，腹側運動前野と小脳とのネットワークが運動の滑らかさを生成していると考えられている．腹側運動前野は小脳からの入力を受けており，小脳における誤差信号が腹側運動前野にフィードバックされるのであれば，このネットワークによって視覚誘導型運動の学習が行われていると考えられる．

一方，運動前野と同様に運動プログラムの形成に関わる補足運動野は，過去の知覚経験に基づいた記憶誘導型に運動を制御するシステムであり，大脳基底核から入力を受け取ることによって，内的な情報に基づく運動のプログラムに関与すると考えられている[4]．

到達運動は，視線の向きと目標までの距離が重要なパラメータであり，脳はどの方向にどの程度手を伸ばすかを基本にしている．到達運動に対するリハビリテーションでは，①対象物へのサッケードに始まり，対象の「位置」や「距離」などといった空間的な視覚情報処理機能，②肩・肘関節の運動覚など体性感覚の情報処理機能，③「①」と「②」を頭頂連合野にて統合させる機能，④「③」の情報をもとに運動前野との神経ネットワークにより運動プログラムを形成させる機能と，記憶をもとに補足運動野により運動プログラムを形成させる機能，⑤運動プログラムを小脳の誤差信号を通じ学習させる機能の獲得が重要になると言える．

②把握・操作運動の神経機構

到達運動は，最終的に対象物と相互作用する把握・操作運動（押す，引く，つかむ，握るなど）を誘導するための機能を担う．手の把握・操作運動には，対象物に対する手の構えであるプレシェイピング（preshaping）という機能がある．Jeannerod[17]は，ボールをつかむ際に，健常者ではボールの形や大きさに合わせて手の形をつくり，preshapingが出現するが，頭頂葉損傷者では，ボールの大きさに合わせた手の形をつくることができないといったpreshapingの障害を明らかにした．Galleseら[18]は，サルを用いて頭頂連合野の頭頂間溝外側部（AIP野あるいはLIP野）にムシモール（GABAのアゴニスト）を注入することで，その領域を破壊し把握・操作運動について観察した．その結果，AIP野の破壊ではpreshapingが出現せず，把握・操作運動に障害が認められることを明らかにした．一方，隣接するLIP野の破壊

セクション［1］　上肢の運動麻痺に対するリハビリテーション

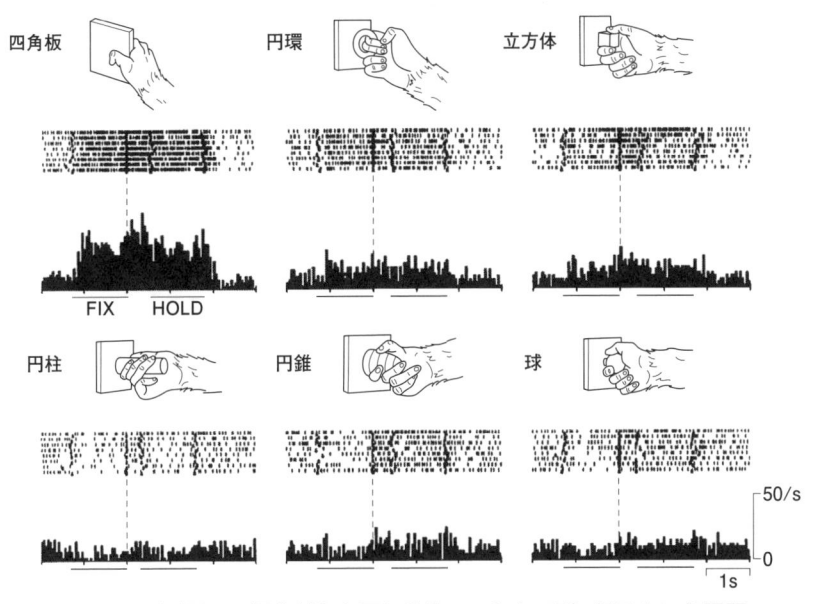

四角板　　　　　　　円環　　　　　　　立方体

FIX　HOLD

円柱　　　　　　　円錐　　　　　　　球

50/s
0
1s

**図3.7** 形が異なる操作対象を同じ動作でつかんで引っ張るという課題
サルのAIP野ニューロンは，操作対象の形状の違いに高い選択性を示す活動をする．

(Murata M, Gallese V et al：Selectivity for the shape, size, and orientation of objects for grasping in neurons of monkey parietal area AIP. J Neurophysiol. 2000 より)

では，把握・操作運動には障害が認められず，到達運動に障害をきたす結果となった．Murataら[19]は，形が異なる操作対象（立方体，球，円柱，円錐，円環，四角板）を同じ動作でつかんで引っ張るという課題を実施し，サルのAIP野ニューロン（手操作ニューロン）について調査した．その結果，サルのAIP野ニューロンは把握・操作対象の形状に高い選択性を示し（図3.7），AIP野ニューロンにムシモールを注入するとpreshapingが出現しなかった．これらの結果から，AIP野ニューロンは把握・操作対象を引っ張るといった運動そのものよりも，運動前の対象物の知覚・認知とそれによるpreshapingに関連することを明らかにした．

これら下頭頂小葉のAIP領域のニューロンは，視覚情報に基づき，対象物の空間を処理する視覚優位型ニューロン，同時にその空間に見合った身体

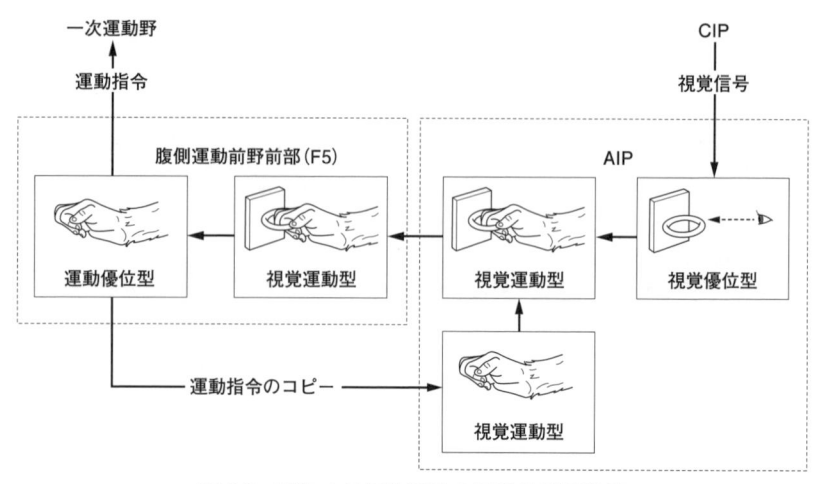

セクション［1］ 上肢の運動麻痺に対するリハビリテーション

**図3.8　手による操作運動の視覚的制御機構**

AIPは頭頂連合野の一部である．F5は腹側運動前野前部であり，ヒトでは運動性言語野に相当する．AIPからF5に向かう矢印の間で感覚系から運動系に情報が変換されることが想定されている．このAIP―F5系の神経ネットワークは，canonical neuron systemと呼ばれ，上肢における道具操作のための脳機能としても知られている．

(村田哲：腹側運動前野と手の運動の空間的制御．神経進歩．1998;42:49-58より，一部改変)

図式を取り出す運動優位型ニューロン，さらに，対象の空間情報と身体図式を照合する視覚運動型ニューロンの3つに分類されている[20,21]（図3.8）．また，AIP野と神経結合がある腹側運動前野（F5野）にもAIP野とよく似た神経活動が発見されている[22]．F5野には，視覚運動型，運動優位型の神経活動が存在し，視覚情報を運動情報の信号へ変換する過程であり，運動指令を運動野へ送っていると考えられている．これらのことからAIP野は，CIP野（頭頂間溝外側壁尾側部領域）からの対象物の三次元視覚情報に基づき，その形や傾きを識別・認識するとともに把握・操作に必要な運動情報に変換し，数ある運動レパートリーの中から運動パターンを選択する機能をもっている．また，F5野においてもAIP野からの情報に基づき，その環境において適切な運動パターンを選択し，運動企画に基づいた運動情報を一次運動野へ送っている．なお，F5野で企画された運動指令が一次運動野に出力され

ると同時に，その遠心性コピー情報がAIP野に与えられ，運動後に得られた求心性情報と比較照合され，必要に応じて運動の修正が加えられるシステム（図3.8）が存在することで把握・操作運動が円滑に遂行されている[20]．

把握・操作運動では，AIP野における，対象物の視覚情報（視覚優位型）と，それに応じた身体図式（運動優位型）とを照合（視覚運動型）させ，これらの情報をF5野へ伝達し，運動プログラムを形成（運動優位型）させる機能が重要となる．身体図式とは，頭頂連合野における体性感覚と視覚情報の統合によって形成される身体の内部表象である．すなわち，リハビリテーションでは，①形態・素材など対象物の視覚情報処理機能（AIP視覚優位型），②体性感覚の情報処理と身体図式を形成する機能（AIP運動優位型），③「①」と「②」を統合する機能（AIP視覚運動型），④「③」の情報をもとに腹側運動前野との神経ネットワークにより運動プログラムを形成させる機能（F5運動優位型）と，記憶をもとに補足運動野により運動プログラムを形成させる機能，⑤「④」の遠心性コピーを通じ運動プログラムを誤差学習する機能の獲得が重要になると言える．

## 2 上肢のリハビリテーションの実際

上肢のリハビリテーションでは，到達，把握・操作運動における神経ネットワークの再構築が目的となる．ここでは，脳卒中片麻痺患者に対する上肢のリハビリテーションの実際として，前述した知覚探索や誤差修正の要素を含んだ認知問題を主として紹介する．認知問題を解くためには，到達・把握運動の神経機構に必要な，①体性感覚の情報処理，②視覚と体性感覚の統合（身体図式の形成），③「②」で統合された情報に基づいた運動プログラムや記憶に基づいた運動プログラムの形成（感覚情報の予測），④感覚予測と実際の感覚フィードバックとの比較照合による誤差学習が要求される．認知問題を通じ，適切な運動の準備段階，すなわち運動プログラムの形成や感覚情報の適切な予測を学習させることで，上位中枢による脊髄の制御を取り戻し，運動の異常要素を改善させることが目的となる．

訓練プログラムを立てる際，まずは，上肢機能システムにおけるどの構成

## セクション[1]　上肢の運動麻痺に対するリハビリテーション

要素（到達機能，手の構え機能，把握・操作機能）の改善をめざすのかを明確にする必要がある．さらに，どの身体部位の，どの運動の異常要素（伸張反射・連合反応・共同運動・運動単位の動員異常）の制御を求めるのかを決定する．そして，そのために，どの認知過程の活性化を求めるのかが，課題を実施するうえで重要となる．すなわち，課題では，何の感覚モダリティ（視覚・触覚・運動覚・圧覚・重量覚）を知覚させるべきか・何に注意を向けさせるべきか・何を記憶させるべきか・何を判断させるべきか・言語記述をどう解釈するか・どのような運動イメージを想起させるべきかなどを考慮して，課題時における「患者の肢位」「使用する道具」「四肢の動かし方」「患者に何を要求するのか」「どのような指示（問いかけや言語的介助）を与えるのか」「どのように解答させるのか」を選定する．また，上肢を動かす際，単関節（segmental）か複数関節（global）を動かすのかを考慮する必要がある．患者によっては，複数の関節を動かし感覚の情報量が多くなることで，情報処理に混乱をきたすことや，あるいは適切な情報へ選択的に注意を向けることができず，認識やイメージが困難になる場合もある．しかし一方で，複数の関節を動かし感覚の情報量が多くなることで，それぞれの情報どうしが互いに補完し合い，認識やイメージが容易になる場合もある．また，認識させる感覚モダリティにおいても，単一モダリティか複数モダリティを入力するのかを考慮する必要がある．運動覚を認識させるにあたっても，運動覚のみを入力させる場合に比べ，運動覚と触覚，運動覚と視覚，運動覚と聴覚（言語）などを同時に入力させることで，患者によっては，各感覚情報の統合や注意の操作に混乱をきたし認識やイメージが困難になる場合と，互いに補完し合い認識やイメージが容易になる場合がある．たとえば，上肢や手指の運動覚や触覚などの体性感覚を識別させる場合，課題は，閉眼で実施し体性感覚のみを入力させる設定と，開眼で上肢や手指を見えないように隠して実施し体性感覚と視覚を同時に入力させる設定とが考えられる．閉眼での課題では，視覚情報が遮断されることで体性感覚へ注意がより焦点化される．一方で，谷口ら[23,24]は，右半球損傷により重度の感覚障害を呈した症例では，開眼での課題において注意や感覚の予測に関わる頭頂葉・前頭葉・運動前野がより活性化し，知覚の精度が向上することを報告している．開眼での課題

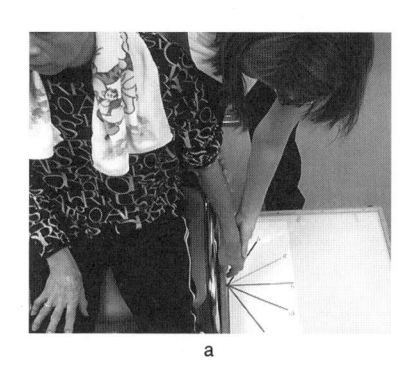

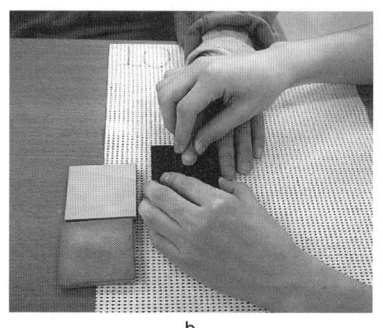

セクション［1］　上肢の運動麻痺に対するリハビリテーション

図3.9　上肢による体性感覚の識別課題
a：肩関節の運動覚識別課題，b：手指の触覚識別課題

では，隠された上肢や手指の身体イメージは視覚イメージによって補完されることで，知覚すべき体性感覚へ注意が誘導される可能性が考えられる．これらの課題設定は，各症例の認知過程を詳細に評価し，訓練の難易度を考慮する段階づけとして重要となる．さらに，Bruner[25]は，認識には映像的表象（視覚），象徴的表象（言語），行為的表象（運動）の3つの相互関係が重要であることを示しており，また，行為は機能局在ではなく，神経ネットワークのうえで成り立っていることなどからも，最終的には複数の情報どうしを関係づけ表象化・概念化させる能力が必要になってくると考えられる．

また，訓練とは，「問題→仮説（訓練）→検証」の思考循環でなければならない．これは患者にとってもセラピストにとっても重要であり，仮説とは，患者にとっては認知問題に対する知覚仮説であり，セラピストにとっては病態によって生じる諸問題に対する病態・治療仮説であり，これらについて訓練では，課題を通じて検証していく作業となる．課題を通じ仮説（訓練）が反証された場合，治療計画・治療方法の選択に誤りがある可能性があるため，再度検討することとなる．

実際の評価や訓練では，上肢の各関節に対する運動覚の識別課題や各関節の関係性を問う課題，手指や手掌に対する触圧覚の識別課題などを実施する（図3.9）．ここでは，図の写真を例に実際に考えてみる．図3.9aでは複数の方向に描かれた軌道を手指でなぞり肩関節の運動方向を識別させる課題，図

## セクション [1] 上肢の運動麻痺に対するリハビリテーション

3.9bでは3つの異なる素材を手指で接触し触覚を識別させる課題である．患者には対象物（軌道の方向や素材）を観察し，視覚情報の差異から，運動時に得られる感覚情報の差異（肩関節運動覚や手指触覚）を予測・イメージさせ言語化させる（知覚仮説）．課題は，患者に閉眼してもらうか，開眼で上肢を見えないように設定し，セラピストは他動運動にて軌道や素材をなぞるように患者の身体をゆっくり動かす．この時，患者には能動的に探索しようとする意識が重要であり，それにより，運動覚や触覚情報の予測が働くと同時に，感覚情報へ注意を向け知覚することが可能となる．運動中に得られた感覚情報と予測した感覚情報（運動イメージ）や視覚イメージとを照合し，どの軌道をなぞったか，あるいはどの素材を接触したかを解答（判断）させる．その後，患者が感じた運動方向や接触情報と，実際に動かした運動方向や接触情報とを比較照合させる．誤差が生じた場合，その原因や修正について思考させ，より適切な感覚情報の予測へと修正させることで運動学習を促進させる．訓練では，課題での識別に正答したか否かのみでなく，解答を導くためのプロセス（認知過程）が重要となる．セラピストは，患者自身がどのような感覚情報へ注意を向け知覚し，予測を立てているか（運動イメージを想起しているか），またその予測に伴い運動の異常要素が制御されているのかを常に観察する必要がある．運動イメージとは，運動を表象する体性感覚情報（運動感覚 kinesthese）を指すが，それは単なる知覚内容の記憶ではない．それは，たとえ未知の状況で運動を行っても，「ここでこのような運動を行えば，こういう感覚が生じるはずだ」という"運動の予期"そのものであり，知覚仮説は運動イメージの働きなしには立案できない．したがって，課題を提示する場合には患者に運動イメージを効果的に想起させることが重要であり，"運動の予期"そのものが伸張反射の異常など運動の異常要素を制御することに繋がる．患者が，どのような運動のイメージをしたかは外部からは観察することができない．言語化は，患者がこれから行う課題に対し感覚，運動をどのようにイメージしているかをセラピストが知るためのツールであり，患者が自身の運動をモニタリングするためにも重要である．また，自動運動の出現が得られれば，患者自身が動かしているといった運動主体感をもつことが重要である．そのため，他動運動から自動介助・自動運動へと

## セクション［1］　上肢の運動麻痺に対するリハビリテーション

段階的に移行し，運動単位の動員に伴う誤差を修正させていくことで随意運動の獲得をめざす．以下に，運動麻痺の重症度に応じた，上肢機能における各構成要素別の課題例を紹介する．前述したが，以下の課題例を実施するうえでの「課題の肢位（臥位・座位・立位など）」「使用する道具」「四肢の動かし方（介助量・セラピストの把持部分・可動角度・運動速度など）」「患者に何を要求するのか（閉眼か開眼か，知覚すべき物理的差異，注意の向け方，注意する事柄など）」「どのように解答させるのか（YesかNoか，同じか違うか，選択肢のうちのどれか，麻痺側の運動を非麻痺側で模倣，Aに比べBはどのような違いを感じるのかなど）」「どのような指示を与えるのか（事前に選択肢を見せるのか，注意すべき身体部位や感覚モダリティを教えるのかなど）」などは，各症例における運動の異常要素や認知過程の観察に基づき決定することとなるため，ここではあえて規定しないこととする．

### 上肢の重度な運動麻痺に対するリハビリテーション

　発症直後や重度な運動麻痺を呈した患者に対しては，まずは伸張反射の異常を制御することを目的に訓練を開始し，脊髄運動ニューロンの過興奮を抑制させることが重要となる．これらが制御されることで，連合反応や共同運動が起こらない適切な運動単位の動員，すなわち随意運動の獲得へ繋がっていくのである．伸張反射の異常が出現する多くの患者は，主に頭頂-前頭のネットワークの機能低下により，自身の体性感覚情報に対し適切に注意を向け知覚することや，感覚情報を記憶（ワーキングメモリー）し予測（イメージ）することが困難な状態である．その結果，一次運動野における適切な皮質脊髄路の発火の前段階となる，運動関連領域における運動先行・予測型の活動（運動プログラムの形成）や，それらの活動のもととなる頭頂連合野における身体図式や身体イメージの形成に問題が生じていることが多い．そこで，訓練ではまず体性感覚フィードバックを意識させ，入力された体性感覚と視覚情報とを統合させることで形成される身体図式や身体イメージを獲得させ，それらに基づいて生じる適切な感覚情報の予測，すなわち運動先行・予測型の活動を促すことで伸張反射の制御を図る．

## セクション［1］　上肢の運動麻痺に対するリハビリテーション

≪目的動作：到達機能≫

　視覚対象に対する到達運動を獲得するためには，まず肩関節・肘関節の主に運動覚における一次感覚野から頭頂連合野に至る階層的な情報処理機能の獲得を図る（**課題1**）．また，頭頂連合野（上頭頂小葉）における運動覚情報と到達対象である視覚情報とを統合する機能の獲得を図る（**課題2・3**）．さらに，課題1～3では，得られる感覚の予測（知覚仮説）を通じ，頭頂連合野と運動前野のネットワークや補足運動野が関与する運動プログラムの形成を図る．また，感覚の予測と実際の感覚フィードバックとを比較照合させることで運動プログラムの形成における学習を図る．

　また，以下の課題1～3を実施する前提として，ある程度の体幹の制御が求められる．体幹の制御が十分に獲得されていない場合は，上肢の課題を実施する前あるいは同時に，体幹の左右対称性および垂直性を識別させる課題（下肢の運動麻痺に対するリハビリテーション参照）を実施する必要がある．

◆**課題1：肩・肘の各関節の運動覚を識別させる課題**

**方法**：これらは，一般的な運動覚の検査のような要領で行う課題である．訓練道具は必要でないため，ベッドサイドなどでも簡易に実施することが可能である．セラピストは，患者の麻痺側上肢を保持し，肩や肘関節を単独で（segmental課題）または同時に（global課題）さまざまな方向へ他動的に動かし，患者は非麻痺側上肢で模倣運動を行うか，その位置や方向を口頭で解答する（閉眼あるいは上肢を見えないように設定）．運動覚を識別させる際，体性感覚の情報処理過程を考慮して識別させる内容を決定する．まず3a野の機能の獲得を図るため，運動の存在の認識（動いているのか止まっているのかを認識できるか），運動の部位の認識（どこの関節が動いたかを認識できるか），運動の変換の認識（動き始めた瞬間，止まった瞬間を認識できるか）について識別させる．次に1・2野の機能の獲得を図るため，運動の方向の認識（どの方向に動いたかを認識できるか），運動の距離の認識（どの程度動いたかを認識できるか）について識別させる．さらに，注意・記憶機能を考慮し，運動の時間性の認識（部位の異なる関節を他動的に動かし，その順序を認識できるか）や，注意・空間認知機能を考慮し，運動の空間性の認識（部位の異なる関節の空間的な相対位置関係を認識できるか）に

ついても獲得させる場合もある．

　5野の機能を獲得させる場合は，対側の感覚情報と比較照合，7野の機能を獲得させる場合は，視覚情報と照合させながら識別課題を実施する．

◆課題2：肩や肘関節の運動覚と対象物（方向・距離）との関係性を識別させる課題

**方法**：セラピストによって他動的に肩や肘関節を単独で（segmental課題*）または同時に動かし（global課題），どの位置に到達運動を実施したかを識別させる（図3.10a・b・c）．到達運動時，手指など身体の一部を対象に接触させる方法（運動覚＋触覚）とさせない方法（運動覚のみ）に区分される．患者には，対象物の位置に応じた肩や肘関節の運動覚（＋触覚）の予測が要求される．

◆課題3：肩や肘関節の運動覚と対象物（形態・距離）との関係性を識別させる課題

**方法**：セラピストによって他動的に肩や肘関節を単独で（segmental課題）または同時に動かし（global課題）ながら，対象の形態を指先でなぞり，どのような形態をなぞったかを識別させる（図3.11a・b）．対象をなぞる際，手指など身体の一部を対象に接触させる方法（運動覚＋触覚）と，させない方法（運動覚のみ）に区分される．患者には，対象物の形態に応じた肩や肘関節の運動覚（＋触覚）の予測が要求される．

≪目的動作：手の構え機能≫

　視覚対象に対する把握運動を獲得するためには，対象に応じた手の構え機能が必要である．手の構え機能を獲得するためには，まず前腕・手・手指関節の主に運動覚における，一次感覚野から頭頂連合野に至る階層的な情報処理機能の獲得を図る（課題1）．また，頭頂連合野（下頭頂小葉）における運動覚情報と把握対象である視覚情報とを統合する機能の獲得を図る（課題2・3・4）．さらに課題1～4では，得られる感覚の予測（知覚仮説）を通じ，

---

＊単関節を動かす課題をsegmental課題と呼び，複数関節を同時に動かす課題をglobal課題と呼ぶ

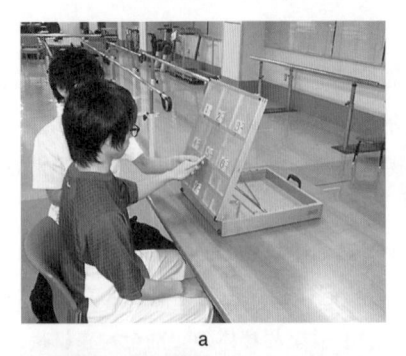

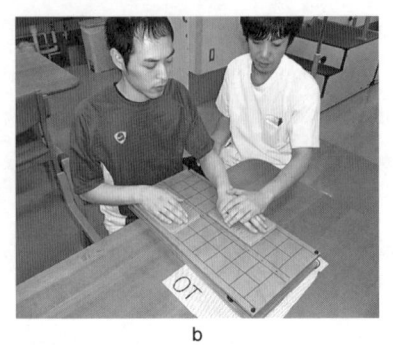

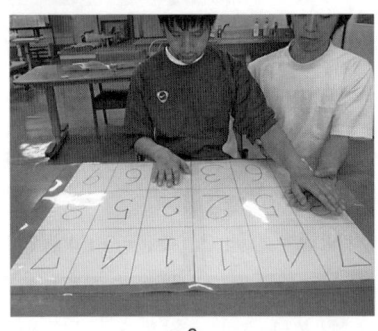

セクション［1］　上肢の運動麻痺に対するリハビリテーション

**図3.10**　肩や肘関節の運動覚と対象物（方向・距離）との関係性を識別させる課題

a〜cの課題では，到達した位置を識別させる．それぞれの位置に番号を設定し，その番号で解答させる場合や，bやcでは，麻痺側で感じた位置を閉眼のままで非麻痺側上肢にて再生（模倣）させ解答させる場合もある．肩関節の内転筋・内旋筋などに伸張反射の亢進を認める症例では，「筋の過度な伸張感」で予測を形成し，実際の位置より外側や遠い位置と知覚する場合がある．

頭頂連合野と腹側運動前野のネットワークや補足運動野が関与する運動プログラムの形成を図る．また，感覚の予測と実際の感覚フィードバックとを比較照合させることで運動プログラムの形成における学習を図る．
◆課題1：前腕・手・手指の各関節の運動覚を識別させる課題
方法：上記に述べた≪到達機能≫の課題1と同様の手順．

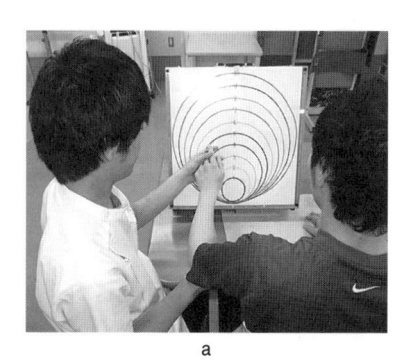

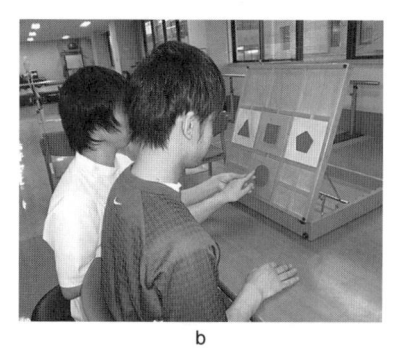

セクション [1] 上肢の運動麻痺に対するリハビリテーション

a　　　　　　　　　　　　　　b
図3.11　肩や肘関節の運動覚と対象物（形態・距離）との関係性を識別させる課題

aの課題では，なぞった円の大きさを識別させ，bの課題では，なぞった形を識別させる．肩関節の内転筋・内旋筋などに伸張反射の亢進を認める症例では，aでは実際の円より大きく知覚し，bでは形態の差異を知覚することが困難な場合がある．

◆課題2：前腕の運動覚と対象物（方向・距離）との関係性を識別させる課題

方法：セラピストによって他動的に前腕を動かし（segmental課題），視覚的な指標（目盛や基準点）のどの位置まで回内外を実施したかを識別させる（図3.12a）．また，回・内外時，前腕を机上などに接触させる方法（運動覚＋触覚）とさせない方法（運動覚のみ）に区分される．患者には，視覚的な指標に応じた前腕の運動覚（＋触覚）の予測が要求される．あるいは，把握した対象物の傾きを識別させる（global課題）（図3.12b）．患者には，対象物の傾きに応じた前腕・手・手指の運動覚と手指の触覚の予測が要求される．

◆課題3：手関節の運動覚と対象物（方向・距離）との関係性を識別させる課題

方法：セラピストによって他動的に手関節を動かし（segmental課題），視覚的な指標のどの位置まで掌・背屈を実施したかを識別させる（図3.13a・b・c）．掌・背屈時，手指を対象に接触させる方法（運動覚＋触覚）と，接触させない方法（運動覚のみ）に区分される．患者には，視覚的な指標に応じた手関節の運動覚（＋触覚）の予測が要求される．あるいは，把握した対象物の大きさを識別させる（global課題）．患者には，対象物の大きさに応

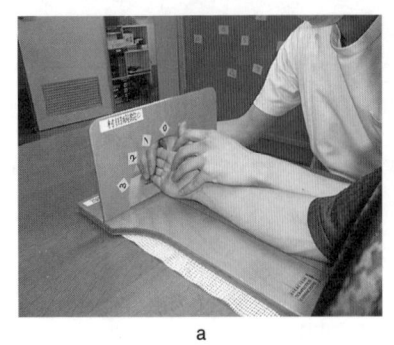

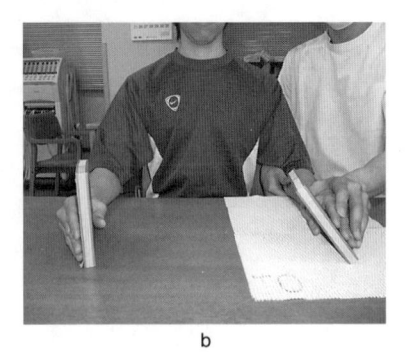

セクション［1］ 上肢の運動麻痺に対するリハビリテーション

**図3.12** 前腕の運動覚と対象物（方向・距離）との関係性を識別させる課題
前腕回内外の運動にて，aの課題では母指の位置の目盛りを識別させる．bの課題では，麻痺側で把握させた対象物の傾きを識別させ，解答は非麻痺側にて再生（模倣）させる．前腕の筋群の伸張反射が亢進している症例では，左右異なる傾きと認識し，目盛りや対象物の傾きに応じた左右異なる感覚の予測が形成される場合がある．


じた手関節，手指の運動覚と手指の触覚の予測が要求される．
◆**課題4：手指の運動覚と対象物（方向・距離・形態）との関係性を識別させる課題**
**方法**：セラピストによって他動的に手指を動かし（segmental課題），視覚的な指標のどの位置まで屈曲・伸展を実施したか，あるいはどのような形態をなぞったかを識別させる（図3.14a・b）．運動時に手指を対象に接触させる方法（運動覚＋触覚）と，接触させない方法（運動覚のみ）に区分される．患者には，視覚的な指標や形態に応じた手指の運動覚（＋触覚）の予測が要求される．あるいは，把握した対象物の形態や大きさを識別させる（global課題）（図3.14c・d）．患者には，対象物の形態や大きさに応じた手指の運動覚と触覚の予測が要求される．

≪**目的動作：手の把握・操作機能**≫
　視覚対象に対する把握・操作機能を獲得するためには，主に手指の触覚・圧覚における一次感覚野から頭頂連合野に至る階層的な情報処理機能の獲得を図る（**課題1**）．また，頭頂連合野（下頭頂小葉）における体性感覚情

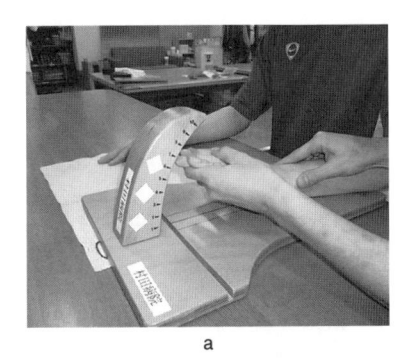

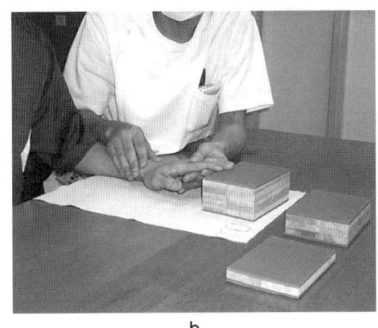

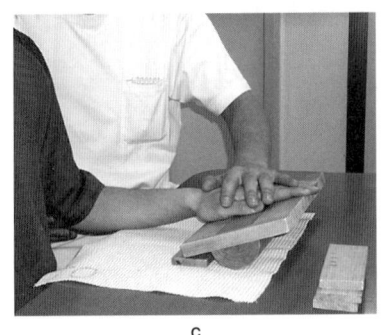

セクション［1］　上肢の運動麻痺に対するリハビリテーション

　　　　　　a　　　　　　　　　　　　　b

　　　　　　　　　　　c

**図3.13**　手関節の運動覚と対象物（方向・距離）との関係性を識別させる課題
手関節背屈運動にて，aの課題では指先の位置の目盛りを，bの課題では接触した板の厚さ（枚数）を，cの課題では手を載せた不安定板と机の間に介した板の厚さ（枚数）を識別させる．aの課題に比べ，bの課題では手関節の運動覚に加え，指腹への触覚情報が入力される．またa・bの課題は，手関節に対し指先が上がる背屈運動に対し，cの課題では指先に対し手関節が下がる背屈運動となる．手関節屈筋群などに伸張反射の亢進を認める症例では，目盛りや板の厚さの差異を識別することが困難であり，対象の差異に応じた適切な運動感覚の予測の形成が困難な場合がある．


と把握対象である視覚情報とを統合する機能の獲得を図る（**課題2・3**）．さらに課題1～3では，得られる感覚の予測（知覚仮説）を通じ，頭頂連合野と腹側運動前野のネットワーク・補足運動野が関与する運動プログラムの形成を図る．また，感覚の予測と実際の感覚フィードバックとを比較照合させることで，運動プログラムの形成における学習を図る．

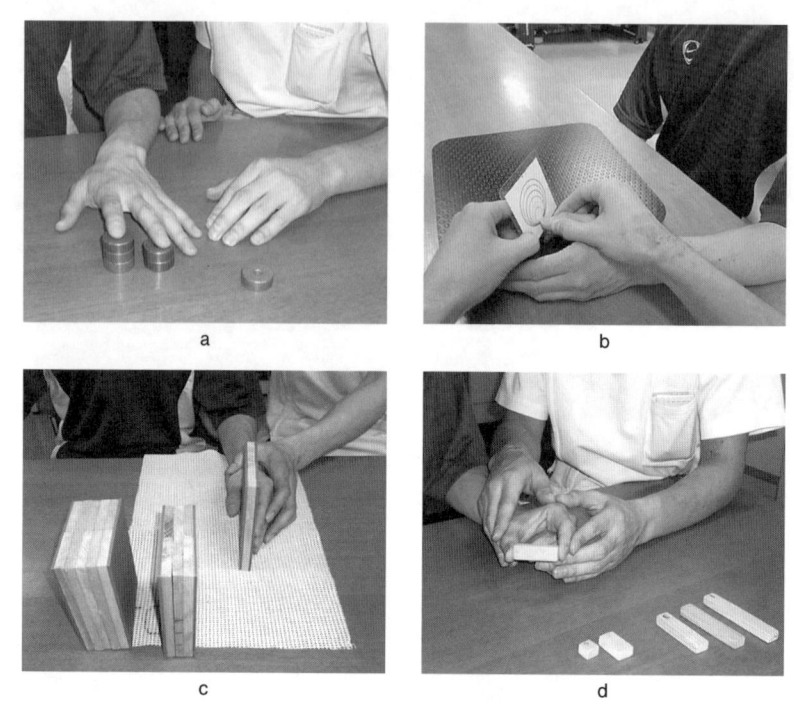

セクション［1］ 上肢の運動麻痺に対するリハビリテーション

**図3.14** 手指の運動覚と対象物（方向・距離・形態）
との関係性を識別させる課題

aの課題では手指の高さを，bの課題ではなぞった円の大きさを識別させる．cの課題では把握する板の厚さを，dの課題では摘むスティックの長さを識別させる．aの課題では，手指の高さを板などの枚数で解答させる場合や，他指と高さを比較させる場合がある．手指屈筋群などに伸張反射の亢進を認める症例では，円の大きさや把握した対象物の大きさの差異を認識することが困難であり，対象の差異に応じた適切な運動感覚の予測が困難な場合がある．


◆課題1：手指の触覚を識別させる課題
**方法**：触覚を識別させる際においても，体性感覚の情報処理過程を考慮して識別させる内容を決定する．まず3b野の機能の獲得を図るため，接触の存在の認識（触っているのか触っていないのかを認識できるか），接触部位の認識（どこを触られているかを認識できるか），接触の変換の認識（触り始めた瞬間，触り終えた瞬間を認識できるか）について識別させる．次に1・

## セクション［1］　上肢の運動麻痺に対するリハビリテーション

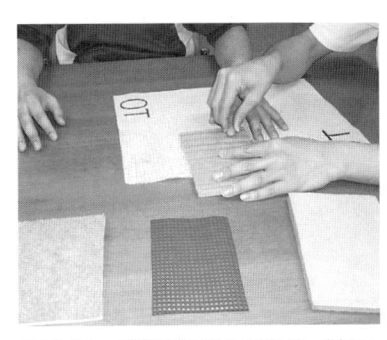

**図3.15**　手指の触覚と対象物（表面素材）との関係性を識別させる課題
手指屈筋群に伸張反射の亢進を認める症例では，素材の差異に基づく適切な触覚の予測ではなく，刺激の量に基づく感覚の予測（「たくさん感じるか少ししか感じないか」など）や，異常感覚に基づく感覚の予測（「ピリピリするかしないか」など）を形成する場合がある．

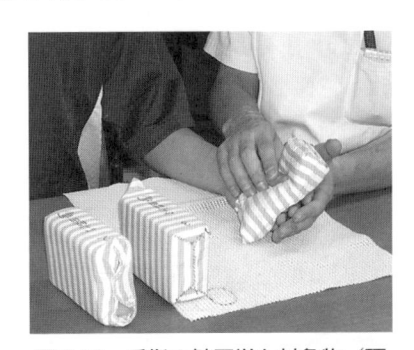

**図3.16**　手指の触圧覚と対象物（硬度）との関係性を識別させる課題
写真は，運動が伴う触圧覚を識別させる課題であるが，手指屈筋群に伸張反射の亢進を認める症例では，「クッションに指が沈みこむ感じ」などといった手指の運動覚（運動距離）と，「指が押される感じ」などといった手指の圧覚との関係性を構築することが困難な場合がある．

2野の機能の獲得を図るため，接触した素材の差異の認識（触った素材の違いについて認識できるか）について識別させる．5野の機能を獲得させる場合は，対側の感覚情報と比較照合，7野の機能を獲得させる場合は，視覚情報と照合させながら識別課題を実施する．

◆課題2：手指の触覚と対象物（表面素材）との関係性を識別させる課題
**方法**：手掌や手指にて，接触した対象物の素材を識別させる（図3.15）．手掌や手指が素材上に接触するように，上肢や手指の各関節を単独で（segmental課題）あるいは同時に（global課題）他動的に動かす方法（触覚＋運動覚）と，身体を固定し素材を動かす方法（触覚のみ）に区分される．患者には，対象物の素材に応じた手掌や手指の触覚（＋運動覚）の予測が要求される．あるいは，把握した対象物の素材を識別させる（global課題）．患者には，把握対象に応じた手指の触覚や運動覚の予測が要求される．特に，つまみ動作に関与する母指と示指の触覚機能は重要となる．

## セクション［1］ 上肢の運動麻痺に対するリハビリテーション

◆課題3：手指の触圧覚と対象物（硬度）との関係性を識別させる課題
方法：把握した対象物の硬さを識別させる（global課題）（図3.16）．クッションなど対象物を把握するように手指を他動的に動かす方法（触圧覚＋運動覚）と，手掌を固定し，対象物を動かす方法（触圧覚のみ）に区分される．患者には，対象物の硬さに応じた手指の触圧覚（＋運動覚）の予測が要求される．

### 上肢の中等度・軽度な運動麻痺に対するリハビリテーション

中等度・軽度の運動麻痺を呈した患者に対するリハビリテーションでは，連合反応・共同運動パターン・運動単位の動員異常を制御することが主な目的となる．これらが出現する多くの患者は，筋出力が伴った場合の体性感覚情報に対し適切に注意を向け知覚することや，それらの感覚情報を記憶し予測（イメージ）することが困難な状態である．その結果，運動関連領域における適切な運動先行・予測型の活動（運動プログラムの形成）や一次運動野における適切な皮質脊髄路の発火に問題が生じていることが多い．そこで，訓練では，実際に筋出力を要求する中で，体性感覚フィードバックと感覚情報の予測を意識させ，適切な運動先行・予測型の活動と皮質脊髄路の発火を促すことで適切な運動単位の動員を図ることが目的となる．

また，体性感覚野から頭頂連合野における体性感覚フィードバックの情報処理に大きな問題を認めない場合，運動錯覚を利用した課題を実施することで，適切な運動先行・予測型の活動と皮質脊髄路の発火を促すことに効果的な場合もある．体性感覚刺激によって運動錯覚を惹起する方法として，振動誘発運動感覚錯覚（vibration-induced illusory movement：以下，VIM）課題[26]がある．VIM課題のメカニズムは，80 Hz程度の振動刺激を腱に加え，骨格筋内にある筋紡錘（Ia求心性線維）を興奮させることで[27, 28]，興奮した筋紡錘は，筋が伸張されたという情報を中枢神経系へ入力させ[29]，関節運動が生じているような運動錯覚が惹起される現象であり，運動イメージを想起している時と同様の神経活動を示すことが報告されている．Naitoら[30-31]は，fMRIを用いてVIM課題時の脳活動を検討した．その結果，腱に振動刺激

## セクション［1］ 上肢の運動麻痺に対するリハビリテーション

をしている際にはVIMを知覚し，刺激側とは反対側の一次運動野，一次体性感覚野（3a野），背側運動前野，補足運動野，帯状回運動皮質および同側小脳といった運動関連領域が賦活し，これらの活動は体部位再現領域に対応していたことを報告した．臨床においてもNaitoら[32]は，左一次運動野の手領域を損傷し，感覚障害が軽度な脳卒中患者に対して麻痺側手関節に振動刺激を与え，VIMの知覚を検討した．その結果，発症当初はVIMの知覚が困難であり，その後，麻痺側手関節および前腕の随意運動の回復に伴って，VIMの知覚が可能となった．この時点におけるVIM知覚中の脳活動として，左一次運動野，右小脳の賦活を認めたことを報告した．このことから，健常者と同様に感覚障害が軽度な脳卒中患者においても，随意運動の出現に伴いVIMの知覚が可能となり，一次運動野を含む運動関連領域が活動すると考えられる．さらに，湯川ら[33]は，脳卒中片麻痺患者8名を対象とし，麻痺肢の橈側手根屈筋腱に対するVIM課題中の脳活動を機能的近赤外分光装置を用いて測定し，感覚障害の重症度がVIMの知覚にどのように影響するかを検討した．その結果，感覚障害が軽度な症例では，両側または対側の一次感覚運動野を含む運動関連領域に有意な血流増加を認め，感覚障害が重度な症例では，同様の領域に有意な血流増加を認めなかった．感覚障害が軽度な症例では，非麻痺側でのVIMの再現が可能であり，一次感覚運動野を含む運動関連領域に有意な血流増加を認めたことから，麻痺肢におけるVIMの知覚が可能であると示唆された．随意運動が困難な脳卒中患者においてもVIMの知覚が可能であれば，振動刺激によって生じる運動錯覚を利用し，一次運動野を含む運動関連領域の活動を高めることで運動感覚の想起を促し，運動イメージを再構成させる治療法として応用できる可能性が考えられる．

さらに，脳の可塑性は，使用依存性脳機能再構築（use-dependent reorganization）[34,35]と考えられている．訓練場面のみでなく，日常生活場面でも積極的に上肢を使用することが，脳機能の再構築にとって重要となる．その際，上肢を日常的に使用することで共同運動などといった運動の異常要素を学習させず，適切な運動単位の動員を学習させていく必要がある．そのためには，運動時に得られる感覚情報を知覚する，注意を向ける，予測するな

セクション［1］　上肢の運動麻痺に対するリハビリテーション

どといった身体に関わる患者自身の認知過程が影響を及ぼすと考えられる．身体に対し認知過程を活性化させることができる状態で，日常生活で麻痺側を繰り返し使用することが，随意運動の獲得への早道と考えられる．

≪目的動作：到達機能≫
◆課題1：肩や肘関節の運動覚と対象物（方向・距離・形態）との関係性を識別させる課題
方法：先に【重度な運動麻痺に対するリハビリテーション】で述べた≪到達機能≫の課題2，3において，患者の上肢を動かす際，セラピストの介助量を調整し，自動介助〜自動運動で実施する．
◆課題2：肩や肘関節の重量覚と対象物（重さ）との関係性を識別させる課題
方法：図3.17のような単軸を板に設置した不安定板の上に前腕を手から接触させた状態で水平位に保持させる．不安定上の前方あるいは後方に重錘を乗せ，運動単位の動員を調節させながら肩関節の内・外旋運動（自動介助〜自動運動）を行わせ，重錘の位置や重さを識別させる（segmental課題）（図3.17）．不安定板を設置する机上の高さを考慮することで，参加する関節も変化する（segmental課題〜global課題）．患者には，対象物の位置や重さに応じた重量感覚の予測が要求される．

≪目的動作：手の構え機能≫
◆課題1：前腕・手・手指関節の運動覚と対象物（方向・距離・形態）との関係性を識別させる課題
方法：先に【重度な運動麻痺に対するリハビリテーション】で述べた≪手の構え機能≫の課題2・3・4において，患者の上肢・手指を動かす際，セラピストの介助量を調整し，自動介助〜自動運動で実施する．
◆課題2：前腕の重量覚と対象物（重さ）との関係性を識別させる課題
方法：図3.18のような単軸を板に設置した不安定板の上に前腕を手から接触させた状態で水平位に保持させる．不安定板上の右方あるいは左方に重錘を乗せ，運動単位の動員を調節させながら前腕の回・内外運動（自動介助〜

## セクション［1］　上肢の運動麻痺に対するリハビリテーション

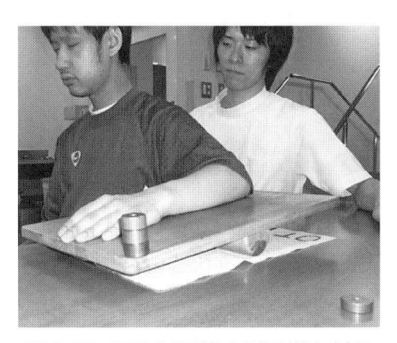

**図3.17　肩や肘関節の重量覚と対象物（重さ）との関係性を識別させる課題**
肩関節の内外旋の運動により，重りが不安定板の前方あるいは後方のいずれに乗っているのかを識別させる．肩関節に運動単位の動員異常を認める症例では，重りの存在自体を知覚することが困難な場合もある．

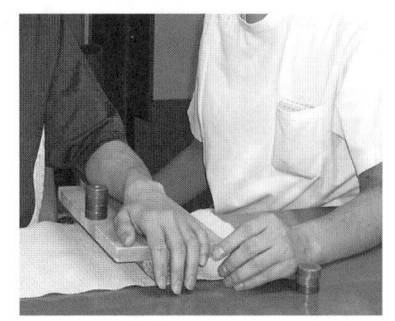

**図3.18　前腕の重量覚と対象物（重さ）との関係性を識別させる課題**
前腕の回内外の運動により，重りが不安定板の左方あるいは右方のいずれに乗っているのかを識別させる．前腕の運動単位の動員異常を認める症例では，重りの存在自体を知覚することが困難な場合もある．

自動運動）を行わせ，重錘の位置や重さを識別させる（segmental課題）（図3.18）．不安定板を設置する机上の高さを考慮することで，参加する関節も変化する（segmental課題〜global課題）．患者には，対象物の位置や重さに応じた重量感覚の予測が要求される．

◆課題3：手関節における運動錯覚課題
**方法**：閉眼椅座位にて，橈側手根屈筋腱に振動刺激装置（周波数80〜110 Hz）を用いて振動刺激を与え，手関節背屈方向への運動錯覚を意識させる（図3.19）．

≪目的動作：手の把握・操作機能≫
◆課題1：手指の触覚と対象物（表面素材）との関係性を識別させる課題
**方法**：先に【重度な運動麻痺に対するリハビリテーション】で述べた≪手の把握・操作機能≫の課題2において，患者の上肢・手指を動かす際，セラピストの介助量を調整し，自動介助〜自動運動で実施する．

セクション［1］　上肢の運動麻痺に対するリハビリテーション

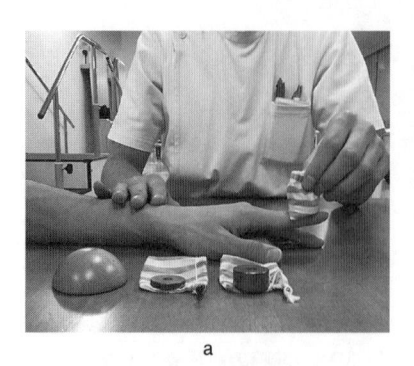

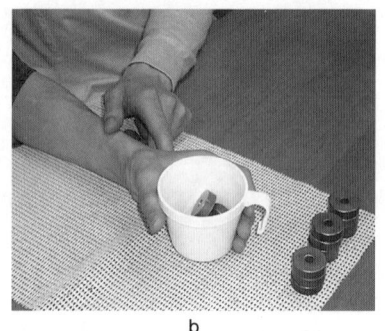

**図3.20　手指の重量覚と対象物（重さ）との関係性を識別させる課題**
aの課題では，手指伸展運動により，重りの入った巾着袋の重さを識別させ，bの課題では，把握運動により，コップの重さを識別させる．aの課題はsegmentalな運動の課題であるのに対し，bの課題はglobalな運動の課題となる．運動単位の調節が障害されている場合，適切な重さの予測と認識が困難となる場合がある．

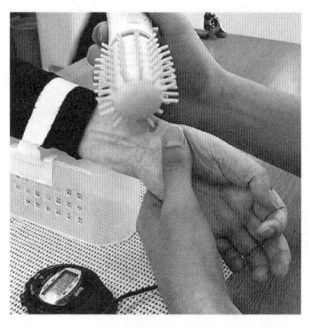

**図3.19　手関節における運動錯覚課題**
机上に上肢を前腕・手関節中間位に固定し，麻痺側橈側手根屈筋腱に振動刺激装置（YCM-21山善）を用いて周波数87.2 Hzの振動刺激を与える．課題中は振動刺激時に生じる麻痺側手関節の運動錯覚に注意を向けることと，麻痺側手関節をリラックスさせることを指示する．

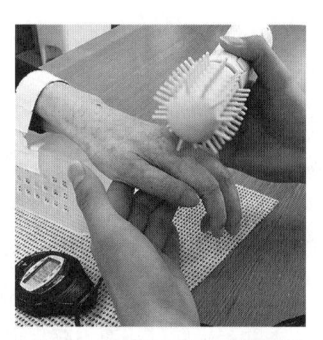

**図3.21　手指における運動錯覚課題**
机上に上肢を前腕・手関節回内位に固定し，麻痺側手指伸筋腱に振動刺激装置（YCM-21山善）を用いて周波数87.2 Hzの振動刺激を与える．課題中は振動刺激時に生じる麻痺側手指の運動錯覚に注意を向けることと，麻痺側手指をリラックスさせることを指示する．

セクション［1］ 上肢の運動麻痺に対するリハビリテーション

◆課題2：手指の圧覚と対象物（硬度）との関係性を識別させる課題
方法：先に【重度な運動麻痺に対するリハビリテーション】で述べた≪手の把握・操作機能≫の課題3において，患者の手指を動かす際，セラピストの介助量を調整し，自動介助～自動運動で実施する．

◆課題3：手指の重量覚と対象物（重さ）との関係性を識別させる課題
方法：手指の運動（自動介助～自動運動）により対象物に接触した際に得られる対象の重さを識別させる（図3.20）．患者には，対象物の重さに応じた重量感覚の予測が要求される．

◆課題4：手指における運動錯覚課題
方法：閉眼椅座位にて，手指伸筋腱に振動刺激装置（周波数80～110 Hz）を用いて振動刺激を与え，手指屈曲方向への運動錯覚を意識させる（図3.21）．

## 症例を通じて

　ここでは，実際の脳損傷症例を提示し，脳科学に基づくリハビリテーションの実際についてさらに具体的に述べていくこととする．上記にあげた認知問題を実施するうえで重要となるのは，識別が正解したか否かといった"識別の結果"ではなく，どのような情報に注意を向け，またどのような情報をもとにイメージ（予測）を形成し，解答を導き出したかといった"識別へのプロセス"である．それら患者の心的作用が，体性感覚野，頭頂連合野，運動前野，補足運動野，一次運動野，小脳など運動制御に関わる中枢神経の活動を左右し，運動の異常要素の制御に影響を与えるのである．また，すべての課題において，患者の注意や記憶，学習を促進させるためにも，課題を通じセラピストが意図すること（何に注意を向けるべきか，何の感覚情報を予測すべきか，実施している認知課題がどの行為に結びつくのか，など）は，可能な限り患者と共有すべきである．そのためには，課題を通じ，身体に関わる問題解決に向けて患者自身に思考（推論・計画立て）させることが必要な場面もある．

　脳損傷をきたした患者の多くは，セラピストが知覚探索を要求したとしても，セラピストが意図する感覚モダリティに注意を向けることや，その感覚

## セクション[1]　上肢の運動麻痺に対するリハビリテーション

モダリティに基づく予測を形成することが困難な場合がある．以下に紹介する**症例報告①②**は，そのような状態から，課題を通じ患者自身に思考を促すことで，意図する感覚モダリティへ注意の対象が変化し，適切な感覚情報の予測に伴い運動の異常要素の制御に結びついた症例である．

また，**症例報告③**では，認知問題を実施したことで手指機能の回復を認めた脳損傷症例における，回復に伴う手指運動中の脳血流量の経時的変化について紹介する．

### ①症例報告：到達機能／運動の異常要素が伴う知覚仮説を修正することで異常な伸張反射・連合反応の制御が可能となった一症例

≪症例紹介≫
- 年齢・性別：55歳，男性
- 利き手：右利き
- 診断名：脳内出血（右被殻・視床・前頭葉皮質下）
- リハビリテーション経過
　　発症後10か月経過し，当院外来にてリハビリテーションを実施

≪評価≫
- Br. stage：左上肢Ⅲ-2，手指Ⅱ
- 伸張反射の異常：左肩関節内転・内旋筋に軽度亢進
- 連合反応の異常：左肩関節運動時に，左肩甲骨挙上筋（肩甲挙筋・僧帽筋），左肩関節内転・内旋筋，左肘・手・手指屈筋に出現
- 感覚：中等度鈍麻（運動の存在や方向の認識は可能であるが運動距離の認識は低下）
- 高次脳機能障害：左半側空間無視・注意障害
（入院中は重度認めたものの退院時は検査上では改善．しかし，麻痺側の体性感覚情報へ選択的に注意を向け注意を持続することに言語介助が必要な場面あり）
- ADL：更衣では，麻痺側の袖通しに介助

セクション［1］　上肢の運動麻痺に対するリハビリテーション

◆肩関節運動覚をどのように認識しているかを観察し，肩関節運動覚と運動の異常要素との関連について検証する一場面を以下に紹介する．

≪到達機能における病態解釈①≫

　症例は，体性感覚の処理に関わる視床を損傷することで，肩関節運動覚（特に運動距離）の情報処理機能の低下を認めている．さらに，視床を含め注意のネットワークに関与する右前頭葉を損傷することで，肩関節の運動覚情報へ適切に注意を向けることが困難となっており，体性感覚野における運動覚情報の知覚が低下している状態である．その結果，頭頂連合野と運動前野とのネットワークや補足運動野においては，視覚情報と運動覚情報との統合で形成される到達運動のプログラム・イメージ（知覚仮説）の形成が困難となり，肩関節内旋・内転筋の伸張反射や肩関節運動時に連合反応が出現している状態であると考えられる．

≪訓練仮説①≫

　肩関節運動覚情報へ注意を誘導し，適切に知覚させることを促し，また運動覚情報と視覚情報との照合を図ることで，視覚情報に応じた適切な肩関節の運動プログラム（知覚仮説）が形成され，肩関節内旋筋・内転筋の伸張反射や肩関節運動時に伴う連合反応が軽減するのではないか．

≪訓練①：検証①≫

・課題：肩関節の運動覚と対象物（距離）との関係性を識別させる課題（先の【重度な運動麻痺に対するリハビリテーション】の≪到達機能≫の課題2を参照）
・目的：肩関節の運動距離と到達位置との比較照合
・道具：到達位置1～7がある道具（図3.22）
・方法：

①到達運動を行った際の肩関節屈曲角度が異なる2種類の到達位置「5」と「7」を視覚的に確認させ，それぞれの位置に手を伸ばすとどのような感覚が得られるかを予測させ言語化させる．また，識別するためには，どの身体部位に注意を向けるべきか言語化させる．

②その後，閉眼他動運動にて，肩関節運動覚へ注意を向けさせた状態で「5」あるいは「7」の位置に到達運動を行い，実際に感じた感覚と予測させた

セクション［1］　上肢の運動麻痺に対するリハビリテーション

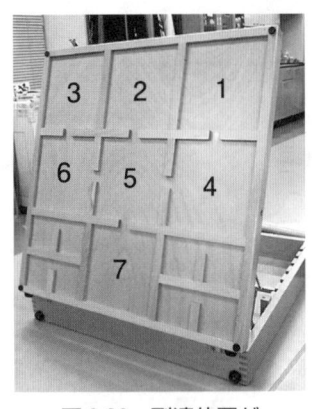

図 3.22　到達位置が1〜7箇所ある道具

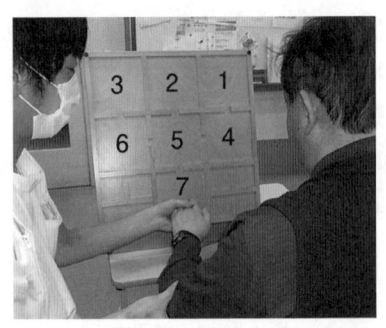

図 3.23　肩関節の運動覚と対象物（距離）との関係性を識別させる課題

感覚との照合をさせ，どちらの位置に到達運動を行ったかを判断させる．判断した位置と実際に到達した位置とを比較照合させる（図3.23）．

≪結果①≫

　課題を続けることで，識別に正答するものの若干の誤りは残存した．また，運動の異常要素の出現に変化は認められなかった．それぞれの到達位置に対する知覚仮説について，「"肩の広がり具合"が違います．7番の時は肩が少し動いて，5番の時は，肩がより大きく動きます」「左右は同じ感覚です」と言語的に表現した．患者の言語記述のみから解釈すると，知覚仮説を，非麻痺側・麻痺側ともに，肩関節の屈曲角度すなわち運動覚に基づき，適切に立てているようにも考えられる．しかし，実際には，麻痺側の運動時にはたびたび連合反応や伸張反射の異常を認めたことから，左右異なる感覚情報を処理しているはずであり，身体の状態と言語記述に解離が生じている状態である．

そこでこれらを踏まえて

≪病態解釈②≫

　実際には，左右で異なる感覚情報を知覚し，また，異なる知覚仮説（予測制御）を立てていることが推察されるが，そのことに対する気づきが低下している．すなわち，体性感覚野から頭頂連合野への経路，さらにそこから運

## セクション［1］ 上肢の運動麻痺に対するリハビリテーション

動前野のネットワークや補足運動野において，非麻痺側は適切な運動覚情報の入力と運動覚情報に基づく感覚予測が行われているのに対し，麻痺側では，運動の異常要素（伸張反射や連合反応）が伴う感覚情報の入力と，予測が形成されていると考えられる．しかし，左右の差異に対する，前頭前野などにおける注意（モニタリング）機能が適切に作動できず，気づきには至っていない状態と考えられる．麻痺側では，運動の異常要素が伴う感覚情報の予測と実際の結果から誤差修正を行うことで，課題には正答する場面もある．しかし，適切な運動覚における知覚・注意・予測が活性化されないことで，運動の異常要素の制御に至っていないと考えられた．

≪訓練仮説②≫

　麻痺側と非麻痺側の運動覚情報の差異を気づかせることで，左右の知覚仮説の差異に気づきを与える．その結果，麻痺側における運動の異常要素が伴う知覚仮説（運動プログラム）から運動覚に基づく知覚仮説に修正され，運動の異常要素の制御に至るのではないか．

≪訓練②：検証②≫

・課題：訓練①同様
・目的：左右の運動覚情報における比較照合
・道具：訓練①同様
・方法：
　非麻痺側で「5」の位置に到達運動を行い，その後麻痺側で到達運動を行い，非麻痺側と同様の位置・あるいは異なる位置であったかを問う．

≪経過と結果②≫

　非麻痺側で「5」の位置へ到達運動を行った感覚と，麻痺側で「7」や「4」に到達運動を行った感覚を，同様の位置と認識する．麻痺側で「5」に到達運動を行った際は，非麻痺側より高い位置あるいは外側の位置と認識する．しかし，「右に比べ左は鈍いです．硬いです．重いです」と，左右の運動覚情報の差異や麻痺側における運動の異常要素の出現に漠然と注意が向き始める．さらに，左右の運動覚情報の比較を続けていくと

セラピスト（Th）：「右では5番と7番ではどんなふうに感じ方が違いますか？」

セクション［1］　上肢の運動麻痺に対するリハビリテーション

**患者（Cl）**：「7番は肩がそのままいく感じです．5番は肩が少し上がって手が伸びます」
**Th**：「左はどうですか？」．
**Cl**：「あっ，（7番の時）動かし始めでもっと肩が上がってる感じがします．動かし始めに力が入ってます」
**Th**：「では，左右同じ感覚に感じるためにはどうすればいいですか？」
**Cl**：「動かし始め，力が入らないよう柔らかいイメージをもってみます」
と，麻痺側の知覚仮説を修正した．その後課題の認識が向上し，運動の異常要素が軽減した．さらに，「左右同じに感じてきました」と述べ，運動開始時の連合反応，伸張反射亢進に対する気づきが芽生えたことで，運動覚に基づく知覚仮説（予測制御）へ修正されたと推察された．
そこでこれらを踏まえて

≪訓練仮説③≫
　"動かし始め，力が入らないよう柔らかいイメージ"をもとに知覚仮説を立て，訓練①を再度実施する．

≪訓練③：検証③（訓練①へ回帰）≫
・課題：訓練①同様
・目的：訓練①同様
・道具：訓練①同様
・方法：
　知覚仮説において"動かし始め，力が入らないよう柔らかいイメージ"を意識させて訓練①と同様の手順で実施する．

≪結果③≫
　到達位置「5」「7」の識別は可能となり，「4」～「7」においても識別可能となる．連合反応・伸張反射は軽減し，「動かし始め力を抜くイメージをするとよくわかります」と知覚仮説が修正されたことが推察される．左右の運動覚情報を比較し，麻痺側における運動覚に適切に注意を向け知覚することが可能となり，運動覚に基づく知覚仮説を形成することで伸張反射や連合反応の制御に繋がったと考えられる．課題を継続することで，肩関節の随意性が向上し，更衣動作における左上肢の袖通しや，起き上がり動作における左

セクション［1］　上肢の運動麻痺に対するリハビリテーション

上肢の引き寄せが可能となった．

②症例報告：手の構え機能／視覚イメージによる知覚仮説を修正することで異常な伸張反射の制御が可能となった一症例

≪症例紹介≫
・年齢・性別：50歳代，女性
・利き手：矯正右利き
・診断名：右ACA・MCAの心源性脳梗塞（右前頭葉・頭頂葉）
・リハビリテーション経過
　　H21. 7： 発症　K病院へ救急搬送
　　　　 8： N病院回復期病棟へ転院
　　　 11： 自宅退院
　　　 11： Nクリニックにて2～3/週回の外来リハビリテーション
　　H22. 4： Nクリニックでの外来リハ終了
　　H22. 5： 当院にて1/週回の外来リハ
　　　　 9： 外来リハビリテーションを一時終了し，リハビリテーション目的で当院回復期へ1週間入院
　　　　　　 退院後，再度外来にてリハビリテーションを実施

≪評価≫
・Br. stage：左上肢Ⅴ，手指Ⅲ
・伸張反射の異常：左手関節屈筋群に中等度，手指屈筋群に重度亢進．手指の伸張反射は重度に亢進していたため，物体に手を伸ばした際には，物体に合わせて手を開くことは困難．特に母指MP関節は，屈曲位から伸展方向へ他動的にわずかでも伸展させると強い抵抗感（伸張反射）が生じた．
・感覚：重度鈍麻（手関節では，運動方向の認識は可能であるが運動距離の認識は低下．手指では，運動の存在の認識は困難，触覚の存在の認識は可能）
・高次脳機能障害：発症時は，左半側空間無視・注意障害・失語症を認めた．現在，ごく軽度の失語症のみ残存．
・ADL：自立であるが左手の参加はほとんどなし．

セクション〔1〕 上肢の運動麻痺に対するリハビリテーション

◆手指運動覚をどのように認識しているかを観察し，手指運動覚と運動の異常要素との関連について検証する一場面を以下に紹介する．

≪手の構え機能における病態解釈①≫

　症例は，右頭頂葉・前頭葉を損傷することで，手関節・手指における触覚・運動覚など体性感覚の情報処理機能の低下を認めている状態である．その結果，頭頂連合野と腹側運動前野とのネットワークや補足運動野においては，物体の視覚情報と手関節や手指の体性感覚情報との統合に基づく把握運動のプログラム・イメージ（知覚仮説）の形成が困難となり，手関節・手指屈筋群の伸張反射が重度に亢進し，物体に応じた手の構え機能が困難となっている．

≪訓練仮説①≫

　非麻痺側の知覚仮説を手がかりにすることで，麻痺側手指における運動覚の知覚と知覚仮説（予測制御）が構築され，母指屈筋群の伸張反射の亢進が軽減されるか．

≪訓練①：検証①≫

・課題：母指MP関節の運動覚（運動の存在）識別課題
　（先の【重度な運動麻痺に対するリハビリテーション】の≪手の構え機能≫の課題1参照）
・方法
　①非麻痺側MP関節において運動覚の有無を認識させ，感覚情報の差異を言語化させる．
　②麻痺側MP関節において運動覚の有無でどのような感覚が得られるかを予測させる．
　③閉眼にて，麻痺側MP関節に注意を向け，安静あるいは他動運動を実施し，運動覚を感じたか否かを判断させた（言語教示は「今から"せーの"の合図で親指を動かしますが，動かされたように感じたら"動いた"と答えて下さい．しかし，"せーの"の合図で私は動かさない場合もあります．何も感じなかった場合は，"感じない"と答えて下さい」とした）（図3.24）

≪結果①≫

　母指MP関節において，動かされていないにもかかわらず，動いたと誤認

セクション［1］ 上肢の運動麻痺に対するリハビリテーション

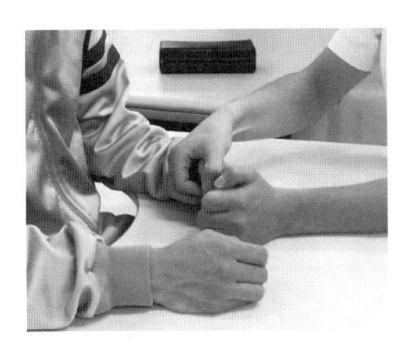

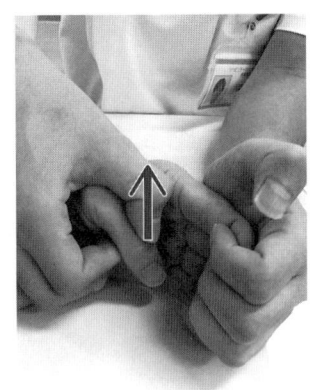

図3.24 母指MP関節の運動覚（運動の存在）識別課題

することが多く,「("次は動かしませんよ"などと事前に運動の有無を) 言われると違いがわかりますが言われないとわかりません. なんでそうなるかはわかりません」と答えた. 課題を通じて, 運動の存在を認識することが困難であり, またその原因と対策について思考することは困難な状態であった. MP関節の運動の存在における感覚情報の予測は, 運動有では「動いている感じがすると思います」, 運動なしでは「何も感じないと思います」と非麻痺側と麻痺側同様の言語記述であったが, 伸張反射の軽減には至らなかった.

そこでこれらを踏まえて
≪病態解釈・治療仮説②≫
　実際には動いていないにもかかわらず動いたと感じてしまう原因の一つは, "次は動かされる"あるいは"動かされない"といった運動の予測を, 頭頂葉や運動関連領域にて形成される体性感覚的な運動イメージではなく, 後頭葉にて形成される視覚的な運動メージとして想起し, その予測に注意が偏り, 実際に体性感覚野へ入力される求心性の運動覚情報へ注意が向いていないのではと仮説を立てた. そこで, 実際に入力される求心性の運動覚情報と,（視覚的に）イメージしている運動表象との差異に気づきを与えることで, 求心性の運動覚へ注意を向けることが可能となり, 運動予測においても運動覚に基づく知覚仮説を構築することに繋がるかについて検証した. 手指

セクション［1］ 上肢の運動麻痺に対するリハビリテーション

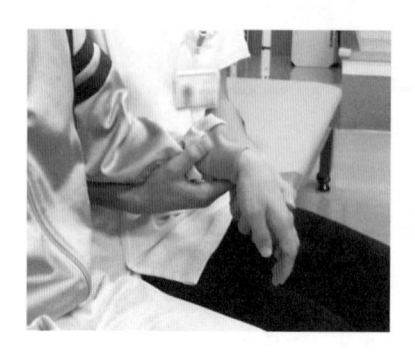

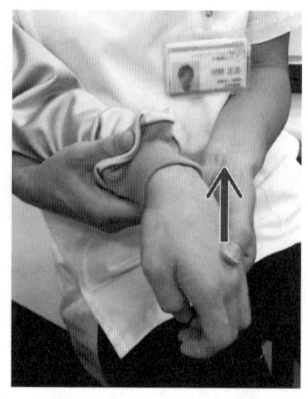

**図 3.25** 手関節の運動覚〈運動の変換（運動⇒静止）〉識別課題

よりも運動覚の認識が良好である手関節にて，運動覚とイメージの差異に対する気づきを促すこととした．

≪訓練②：検証②≫
・課題：手関節の運動覚（運動の変換（運動⇒静止）識別課題
　（先の【重度な運動麻痺に対するリハビリテーション】の≪手の構え機能≫の課題1参照）
・方法：
　①閉眼にて麻痺側手関節に注意を向け，他動運動を実施し，運動が止まった時点で合図をさせる．
　②非麻痺側での運動が止まった感覚と比較を行い，運動が静止する感覚について麻痺側との差異を思考させる．（図 3.25）

≪経過と結果②≫
　麻痺側では，実際に運動が止まった時点より遅れて止まる感覚を認識し，実際の手関節の運動距離に比較し大きく知覚している状態であった．
Cl：「運動が止まっても動いているように感じます」
Th：「なぜ，止まっても動いて感じるのでしょうか？」
Cl：「わかりません」と，麻痺側のみでは思考することが困難であった．
　そこで，非麻痺側の手関節で同様の課題を実施し，非麻痺側での運動が静止する感覚について思考させた．

セクション［1］　上肢の運動麻痺に対するリハビリテーション

Th：「右は動いている時と止まった時では感覚がどう違いますか？」
Cl：「（非麻痺側は）動いている時は，"動いているなぁ"って感じます．止まっている時は"入力がなくなる感じ"です」
Th：「左はどうですか？なぜ，"入力がなくなる感じ"がないのですか？」と，左右の運動覚情報の比較を続け，運動覚情報へ注意を誘導し左右の知覚仮説の差異に気づきを誘導した．
Cl：「左は，イメージが先ばしります！　イメージで動いている感覚が増強します．感覚がわからない分，イメージで補完してしまいます」と左右の知覚仮説の差異に気づきが生じ始めた．
Th：「では，左で"入力がなくなる感じ"を感じるためにはどうすればいいですか？」と問い，麻痺側における適切な知覚仮説について思考させた．
Cl：「イメージを抑え，関節の感じに集中してみます．入力がなくなる感じを意識してみます」と答え，その結果，手関節の運動が止まった感覚を非麻痺側と同様に認識し，手関節の運動距離の認識向上に伴い，手関節屈筋群の伸張反射が軽減された．"イメージを抑え，関節の感じに集中する"というように注意を向ける対象を視覚的な運動イメージから求心性の運動覚情報へ修正させ，運動覚に基づく適切な知覚仮説の形成が向上したと推察された．
そこでこれらを踏まえて

≪訓練仮説③≫
　手関節で学習した運動覚に基づく知覚仮説を母指 MP 関節（訓練①同様）で汎化可能か，また，母指 MP 関節の運動の存在を認識させることで伸張反射が軽減されるか．

≪訓練③：検証③（訓練①へ回帰）≫
・課題：訓練①同様
・方法
　知覚仮説において"イメージを抑え，関節の感じに集中する"を意識させて訓練①と同様の手順で実施する．

≪結果③≫
　母指 MP 関節における運動覚の認識が向上し，母指屈曲位から中間位までの運動範囲において伸張反射が制御された．セラピストが「以前は間違いが

## セクション［1］ 上肢の運動麻痺に対するリハビリテーション

ありましたがなぜわかるようになりましたか？」と尋ねると，「前は頭で絵を描いてイメージしていました．今は感覚に忠実です」と答え，母指MP関節においても，視覚イメージをもとにしていた知覚仮説から運動覚をもとにした知覚仮説へと変化したと考えられた．課題を継続することで，その後，アクリルコーンへ手を伸ばすと，コーンに合わせた手の開きを認めた．

③症例報告：脳卒中片麻痺患者における手指の運動機能回復に伴う随意運動中の脳血流量の経時的変化～機能的近赤外分光装置（fNIRS）による検討

近年，脳損傷後の機能回復に病変半球，非病変半球を含めた運動前野，補足運動野，一次感覚運動野といった運動関連領野が関与することが明らかとなっている[37]．しかし，運動機能回復に伴い，獲得される運動の違いが脳血流量に及ぼす影響については明らかにされていない．竹内ら[38]は，脳卒中片麻痺症例を対象に運動機能回復に伴う随意的な手指の集団屈伸運動，対立運動中の脳血流量の経時的変化を検討した．

≪症例紹介と方法≫

症例は，左運動野のラクナ梗塞により右片麻痺を呈した右利きの60歳代男性とした．発症後1週めはBr. stage右上肢Ⅵ，手指Ⅲ，下肢Ⅵ，Fugl-Meyer Assessment（FMA）の上肢項目は54/66点で，集団屈伸運動をわずかに認めた．2週めは手指Br. stageⅣ，FMA58点で，集団屈伸運動が獲得された．3週めはBr. stageⅤ，FMA61点で，対立運動が獲得された．11週めはBr. stageⅤ，FMA65点であった．訓練では，手指の運動覚や触圧覚を識別させる課題を実施した．脳血流量を測定する実験課題は，椅坐位にて実施し，検者の言語教示により，右手指の集団屈伸運動を求める課題Ａと，右母指，示指の対立運動を求める課題Ｂとした．課題中の脳血流量は発症後1週，2週，3週，11週に測定した．脳血流酸素動態の測定には機能的近赤外分光装置（fNIRS：島津製作所FOIRE3000）を用い，透析には酸素化ヘモグロビン（Oxy-Hb）値を用いた．

≪結果≫

課題Ａでは，発症後1週めは左右前頭前野背外側部（DLPFC），左運動前野（PMA），補足運動野（SMA）に，2週めは左DLPFC，左右PMA，

## セクション［1］　上肢の運動麻痺に対するリハビリテーション

SMA，一次感覚運動野（SMC），右頭頂連合野（PC）に，3週めは左右DLPFC，PMA，SMA，SMC，右PCに相当する領域でOxy-Hbの有意な増加を認め（$p<0.05$），11週めはすべての領域でOxy-Hbの有意な増加を認めなかった．課題Bでは，発症後1週めは左右DLPFC，SMA，SMC，左PMA，PCに，2週めは右DLPFC，左右PMA，SMA，SMCに，3週めは左右DLPFC，SMA，右PMA，SMCに，11週めは右DLPFC，PMA，SMCに相当する領域でOxy-Hbの有意な増加を認めた（$p<0.05$）．（図3.26）

### ≪考察≫

　課題Aにおいて，集団屈伸運動をわずかに認めた発症後1週めの左PMAを中心とした活動から，集団屈伸運動が獲得された2週めに両側の運動関連領野の活動を認めた．これは両側の運動関連領野の一時的な動員により，運動機能回復を補完したことが推察され，先行研究[37]と類似した脳活動により，運動機能回復が行われたことが示唆された．11週めに有意な脳活動を認めなかったことは，本症例にとって，手指の巧緻性の獲得に伴い，集団屈伸運動における脳活動に多くの動員を必要としなくなったことが推察された．

　課題Bにおいて，対立運動が困難な1〜2週めに両側の運動関連領野の活動を認めた．FMAで1週め54点，2週め58点と手指の拙劣さを認め，本症例にとって，集団屈伸運動と比較して運動が複雑であることが考えられた．運動の複雑さに依存して運動肢と同側の運動関連領野の活動を認めることから[39]，同側を含めた両側の運動関連領野が活動したことが推察された．また3週め以降，対立運動の獲得に伴い，脳活動が同側へと移行を認めた．こうした脳活動の変化は，長期に及ぶ同側性の機能代償のパターンと類似[40]しており，本症例における対立運動の回復過程に応じた脳活動であることが推察された．

　脳損傷後の運動機能回復に伴う単一の随意運動中の脳活動の変化が，対象によって異なることが明らかにされている[40]．本研究の意義は，同一症例においても，獲得される運動の時期や複雑さに応じて，運動機能回復に伴う脳活動の変化が異なることを示唆したことである．

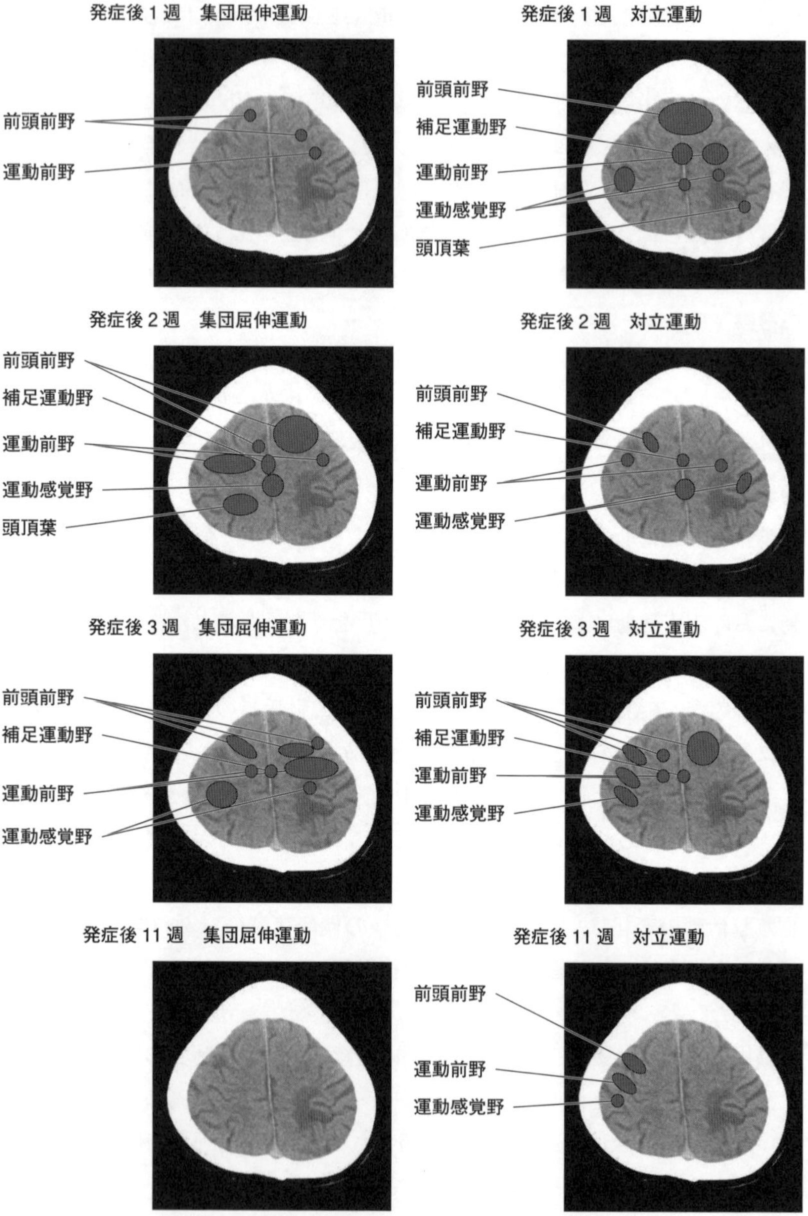

## セクション［1］ 上肢の運動麻痺に対するリハビリテーション

**発症後1週　集団屈伸運動**
- 前頭前野
- 運動前野

**発症後1週　対立運動**
- 前頭前野
- 補足運動野
- 運動前野
- 運動感覚野
- 頭頂葉

**発症後2週　集団屈伸運動**
- 前頭前野
- 補足運動野
- 運動前野
- 運動感覚野
- 頭頂葉

**発症後2週　対立運動**
- 前頭前野
- 補足運動野
- 運動前野
- 運動感覚野

**発症後3週　集団屈伸運動**
- 前頭前野
- 補足運動野
- 運動前野
- 運動感覚野

**発症後3週　対立運動**
- 前頭前野
- 補足運動野
- 運動前野
- 運動感覚野

**発症後11週　集団屈伸運動**

**発症後11週　対立運動**
- 前頭前野
- 運動前野
- 運動感覚野

図3.26　手指機能の改善に伴った脳活動部位の変化
（図中の囲み部分に強い活性が現れる）

## セクション［1］ 上肢の運動麻痺に対するリハビリテーション

### 引用文献

1) Arbib MA：ニューラルネットと脳理論 第2版（金子隆芳，訳）．サイエンス社，東京，1994.
2) 村田哲：身体意識とミラーニューロン．Clinical Neuroscience. 2011;28:909-914.
3) Kawato M：Internal models for motor control and trajectory planning. Curr Opin Neurobiol. 1999;9:718-727.
4) 内藤栄一，定藤規弘：身体図式（ボディスキーマ）と運動イメージ．体育の科学．2002;52:921-928.
5) Snyder LH, Batista AP et al：Coding of intention in the posterior parietal cortex. Nature. 1997;386:167-170.
6) Galletti C, Fattori P et al：Arm Movement-related Neurons in the Visual Area V6A of the Macaque Superior Parietal Lobule. The European journal of neuroscience. 1997;9:410-413.
7) Ferraina S, Garasto M et al：Visual control of hand reaching movement：Activity in parietal area 7m. Eur J Neurosci. 1997;9:1090-1095.
8) Kurata K, Wise SP et al：Premotor cortex of rhesus monkeys：set-related activity during two conditional motor tasks. Exp Brain Res. 1988;69:327-343.
9) Wise SP：The primate premotor cortex：past, present, and preparatory. Annual review of neuroscience. 1985;8:1-19.
10) Boussaoud D：Primate premotor cortex：modulation of preparatory neuronal activity by gaze angle. J Neurophysiol. 1995;73:886-890.
11) Tanne J, Boussaoud D et al：Direct visual pathways for reaching movements in the macaque monkey. Neuroreport. 1995;7:267-272.
12) Mountcastle VB, Lynch JC et al：The posterior parietal association cortex of the monkeycommand functions for operations within extrapersonal space. Neurophysiol. 1975;38:871-908.
13) MacKay WA：Properties of reach- related neuronal activity in cortical area 7A. Neurophysiol. 1992;67:1335-1345.
14) Andersen RA, Buneo CA：Intentional maps in posterior parietal cortex. Ann Rev Neurosci. 2002;25:189-220.
15) Galletti C, Kutz DF et al：Role of the medial parieto-occipital cortex in the control of reaching and grasping movements. Exp Brain Res. 2003;153:158-170.
16) 蔵田潔：運動制御の情報処理機構．宮本省三，他（選）：セラピストのための基礎研究論文集 第1集 運動制御と運動学習．協同医書出版社，東京，1997.

17) Jeannerod M : The formation of finger grip during prehension. A cortically mediated visuomotor pattern. Behav Brain Res. 1986;19:99-116.
18) Gallese V, Murata A et al : Deficit of hand preshaping after muscimol injection in monkey parietal cortex. Neuroreport. 1994;5:1525-1529.
19) Murata M, Gallese V et al : Selectivity for the shape, size, and orientation of objects for grasping in neurons of monkey parietal area AIP. J Neurophysiol. 2000;83:2580-2601.
20) 村田哲：腹側運動前野と手の運動の空間的制御．神経進歩．1998;42:49-58.
21) Sakata H, Taira M et al : Neural Mechanisms of Visual Guidance of Hand Action in the Parietal Cortex of the Monkey. Cereb Cortex. 1995;5:429-438.
22) Rizzolatti G, Camarda R et al : Functional organization of inferior area 6 in the macaque monkey.Ⅱ. Area F5 and the control of distal movements. Exp Brain Res. 1998;71:491-507.
23) 谷口博，富永孝紀，他：重度感覚麻痺を呈した脳卒中片麻痺患者における選択的注意誘導中の脳活動―機能的近赤外分光装置（fNIRS）による検討―．第10回日本認知運動療法研究会学術集会抄録集，2009.
24) 谷口博，富永孝紀，他：重度感覚麻痺を呈した脳卒中片麻痺患者における選択的注意の誘導方法の考案―閉眼の第一段階の認知課題における前提条件の再考―．第9回日本認知運動療法研究会学術集会抄録集，2008.
25) Bruner J : Studies in Cognitive Growth. John Wwiley & Sons,1966（岡本夏木，訳：認識能力の成長．明治図書，1968).
26) Goodwin GM, McCloskey DI, Matthews PB : Proprioceptive illusions induced by muscle vibration : contribution by muscle spindles to perception? Science. 1972;175:1382-1384.
27) Burke D, Hagbarth KE, Lofstedt L, Wallin BG : The responses of human muscle spindle endings to vibration of non-contracting muscles. J Physiol. 1976;261:673-693.
28) Matthews PB : Where does Sherrington's "muscular sense" originate? Muscles, joints, corollary discharges? Annu Rev Neurosci. 1982;5:189-218.
29) Vallbo AB, Hagbarth KE, Torebjork HE, Wallin BG : Somatosensory, propriocep- tive and sympathetic activity in human peripheral nerves. Physiol Rev. 1979;59:919-957.
30) Naito E, Roland PE, Grefkes C, Choi HJ, Eickhoff S et al : Dominance of the right hemisphere and role of area 2 in human kinesthesia. J Neurophysiol. 2005;93:1020-1034.

31) Naito E, Nakashima T, Kito T, Aramaki Y, Okada T et al：Human limb-specific and non-limb-specific brain representations during kinesthetic illusory movements of the upper and lower extremities. Eur J Neurosci. 2007;25:3476-3487.
32) Naito E, Matsumoto R et al：Importance of precentral gyrus in human kinesthesia, and compensative roles of spinoce-rebellum for the Kinesthetic function in recovery from its cortical damage. The Organization for Hum BrainMapping, 2006.
33) 湯川喜裕, 富永孝紀, 他：脳卒中片麻痺患者における振動誘発運動感覚錯覚中の脳活動―機能的近赤外分光装置（fNIRS）研究―. 作業療法. 2012;31:41-51.
34) Nudo RJ, Milliken GW et al：Use-dependent alterations of movement representations in primary motor cortex of adult squirrel monkeys. J Neurosci. 1996;16:785-807.
35) Sterr A, Muller MM et al：Perceptual correlates of changes in cortical representation of fingers in blind multifinger Braille readers. J Neurosci. 1998;18:4417-23.
36) Plautz EJ, Milliken GW et al：Effects of repetitive motor training on movement representations in adult squirrel monkeys：role of use versus learning. Neurobiology of Learning and Memory. 2000;75:27-55.
37) Jaillard A, Martin CD et al：Vicarious function within the human primary motor cortex? A longitudinal fMRI stroke study. Brain. 2005;128:1112-1138.
38) 竹内奨, 富永孝紀, 他：脳卒中片麻痺患者における手指の運動機能回復に伴う随意運動中の脳血流量の経時的変化―機能的近赤外分光装置（fNIRS）による検討―. 理学療法学. 2011;38:PI1-149.
39) Rao SM, Binder JR, Bandettini PA et al：Functional magnetic resonance imaging of complex human movements. Neurology. 1993;43:2311-2318.
40) 加藤宏之：随意運動の機能回復―機能的 MRI の知見―. Jpn Rehabil Med. 2009;46:17-21.

## セクション［2］
## 下肢の運動麻痺に対するリハビリテーション

　歩行には多くの中枢神経系が関与しており，大脳皮質，大脳基底核，脳幹，小脳，脊髄などの個々の領域における機能特性は存在するものの，歩行が四肢の運動を伴う全身運動である以上，各領域が相互作用しながら階層的な機能システムとして達成されると考えられる．脳卒中片麻痺の歩行障害は，大脳皮質から脊髄に至る皮質脊髄路の神経連絡が破綻することが原因で出現する．したがって，脳卒中片麻痺の歩行障害の改善には，各領域の機能の理解と機能システムの階層性を考慮した治療介入が必要である．本節では，歩行に関する神経機構の解説と，それらが破綻した際に生じる脳卒中片麻痺の歩行障害の解釈について述べていく．

## 1　歩行に関する神経機構

　ヒトにおける下肢の機能的な役割は，自らの身体を支え，移動させるための手段として，直立二足歩行による移動（Locomotion）という機能を担うことである．直立二足歩行を可能にするためには，頸部，体幹，下肢による体重の支持，さらには姿勢制御に必要な神経機構を獲得する必要がある．また，歩行は，意図的に歩き出すことから開始され，速度を調整したり，障害物を避けたりしながら，ほぼ無意識的かつ自動的に継続されながら目的とする場所まで移動し終了する．このような一連の歩行に関して，歩行の開始や終了，障害物の回避と，無意識的かつ自動的な歩行の継続は，脳内の異なる神経機構によって制御されている．歩行の制御を担う中枢神経機構の働きについては，3つの側面から整理されている[1]（図3.27）．第1の側面は，四肢の正確な運動制御が要求される歩行動作であり，大脳皮質からの随意的な運動信号により駆動される随意的プロセスである．第2の側面は，辺縁系や視床下部から脳幹への投射系による逃避などの情動行動に関与する情動的プロセスである．情動行動の特徴は，誘発させる情報の種類によらず，定型的な運動パターン（歩行動作や筋緊張亢進など）が誘発されることである．第3

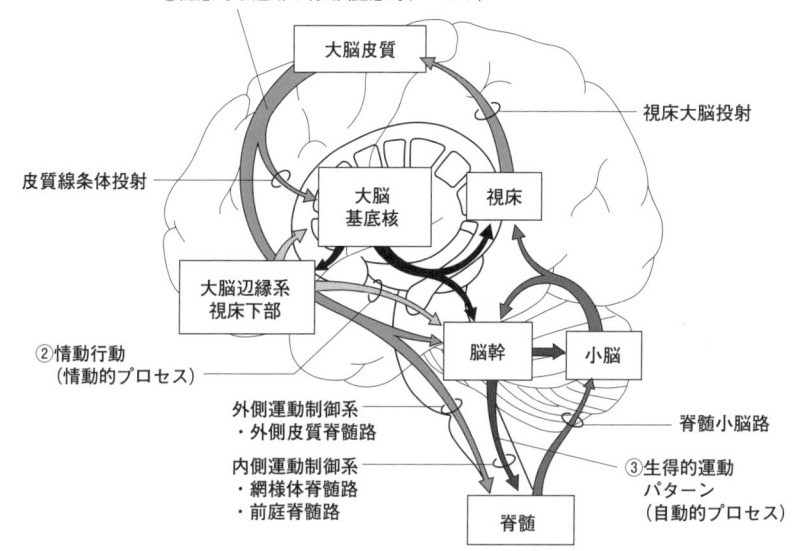

セクション［2］　下肢の運動麻痺に対するリハビリテーション

**図3.27　歩行に関する運動制御の3つの側面**

①四肢の正確な運動制御が要求される歩行動作であり，大脳皮質からの随意的な運動信号により駆動される随意的プロセス（第1の側面）．
②辺縁系や視床下部から脳幹への投射系による逃避などの情動行動に関与する情動的プロセス（第2の側面）．情動行動の特徴は，誘発させる情報の種類によらず，定型的な運動パターン（歩行動作や筋緊張亢進など）が誘発されることである．
③随意的あるいは情動的に開始された歩行におけるリズミカルな四肢の運動や姿勢を，脳幹と脊髄において無意識かつ自動的に遂行する自動的プロセス（第3の側面）．

(高草木薫，松山清治：脳幹・脊髄の神経機構と歩行．BRAIN and NERVE. 2010;62:1118より．一部改変)

の側面は，随意的あるいは情動的に開始された歩行におけるリズミカルな四肢の運動や姿勢を，脳幹と脊髄において無意識かつ自動的に遂行する自動的プロセスである．大脳基底核や小脳は，大脳皮質，脳幹，辺縁系，視床下部と密接な神経線維連絡を介して上記のプロセスの制御に関与している．本節では，はじめに第2および第3の側面である脊髄と脳幹における自動的および情動的プロセスについて解説する．次に，第1の側面である大脳皮質における随意的プロセスを担う神経回路について解説し，これらのプロセスの中

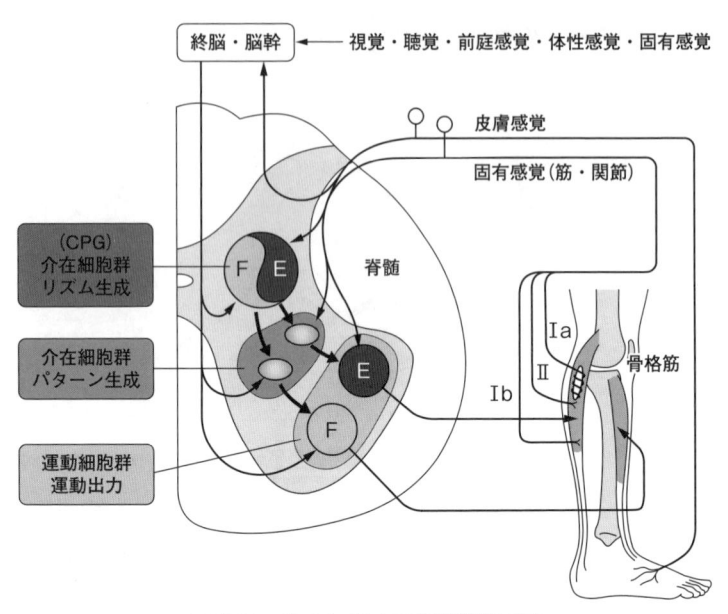

セクション［2］　下肢の運動麻痺に対するリハビリテーション

**図3.28　歩行に関する脊髄神経回路**

脊髄における歩行時の自動的なパターン化された運動は，介在ニューロン群のネットワークにより構成される中枢パターン生成器（central pattern generator：CPG）によって制御されている．歩行は，屈筋と伸筋がタイミングよく興奮と抑制を繰り返すことであり，脊髄に存在するCPGは，上位中枢と脊髄運動ニューロンの中間に位置し，歩行運動の基本となる周期的な屈筋と伸筋の運動出力を脊髄運動ニューロンに送り出す役割を担っている．
Ia：Ia求心性線維，Ⅱ：Ⅱ求心性線維，Ib：Ib求心性線維，E：伸筋支配運動細胞，F：屈筋支配運動細胞
（高草木薫：歩行の神経機構Review. Brain Med. 2007;19より．一部改変）

でも第1の側面が破綻することで第2および第3の側面に影響を及ぼすことが多い脳卒中片麻痺患者の歩行障害を解釈していきたい．

　脊髄における歩行時の自動的なパターン化された運動は，介在ニューロン群のネットワークにより構成される中枢パターン生成器（central pattern generator：CPG）によって制御されている（図3.28）．歩行は，屈筋と伸筋がタイミングよく興奮と抑制を繰り返すことであり，脊髄に存在するCPGは，上位中枢と脊髄運動ニューロンの中間に位置し，歩行運動の基本となる

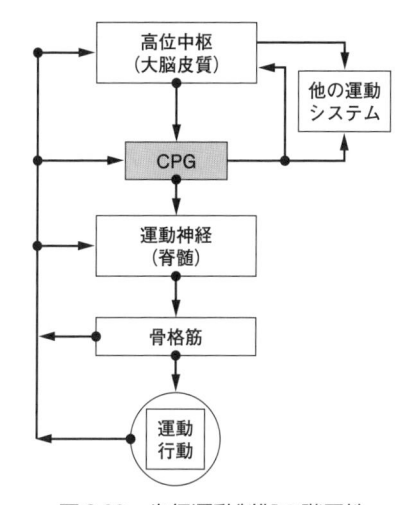

セクション［2］　下肢の運動麻痺に対するリハビリテーション

図3.29　歩行運動制御の階層性

歩行運動は上位中枢において計画され，CPGを含む下位運動中枢が基本的運動パターンを発現する．

（河島則天：正常歩行の神経機構．理学療法．2009;26:20より，一部改変）

周期的な屈筋と伸筋の運動出力を脊髄運動ニューロンに送り出す役割を担っている（図3.29）．間脳と中脳の間を完全に切断されたネコはそのままでは立つこともできないが，背中と腰を吊るようにして支え，脳幹に電気刺激を与えると，四肢のリズミカルな運動を伴ってトレッドミル上を歩くことができる．これは脳幹からの刺激によって，CPGが歩行のリズムを生み出し，このリズムをもとに他の介在ニューロン群が歩行パターンを生成するという機能を果たしているためである．CPGは，「感覚入力や上位中枢からの神経指令なしに周期的な運動パターンを生成する神経回路網」と定義されるが，実際の歩行運動の制御には感覚情報が重要な役割を果たすことが明らかにされている．特に筋紡錘からの感覚情報が重要であり，脊髄だけでなく，上位中枢へも末梢の情報を伝達することで，歩行の運動制御に有用な情報として活用されている[2]．その中でも，股関節の動作とそれに伴う感覚情報がCPGの活動に大きく影響する．たとえば，立脚後期に股関節が伸展される際の筋紡錘からの求心性感覚入力は，遊脚期への位相転換を担う股関節屈筋群の活

## セクション［2］　下肢の運動麻痺に対するリハビリテーション

動を喚起することが報告されている[3]．さらに，CPGは求心性感覚情報に依存せずに活動するだけではなく，要求される歩行スピード[4]や避けるべき障害物[5]に応じて出力を変化させることができる．つまり，CPGの活動は，刻々と変化する自己身体あるいは環境の感覚情報の変化による影響を受けると考えられる．近年では，ヒトの脊髄CPGの存在を示唆する報告[6,7]もみられてきており，動物実験で主張されている歩行様筋活動が免荷による身体荷重量[8,9]，股関節の動作範囲や動作様式[8,10]によって変化することが確認されている．また，ヒトにおける歩行運動パターン生成に関する神経回路が特定の髄節に存在するのではなく，髄節をまたぐ神経ネットワークによって実現されている可能性も示唆されている[11]．

　脳幹には，脊髄に存在するCPGのような歩行に必要な要素的神経回路を賦活させ，神経回路のリズム調整を担う歩行誘発野が存在している．歩行誘発野は階層性を有し，上位から順に視床下部歩行誘発野（Subthalamic locomotor region：SLR），中脳歩行誘発野（Midbrain locomotor region：MLR），橋—延髄歩行誘発野として背側被蓋野および腹側被蓋野（DTFおよびVTF）の異なる機能をもつ3つの領域が存在している（図3.30）．SLRを刺激されたネコは，頭を下げ，辺りの様子を見ながら，ゆっくりと歩くというような探索行動を特徴とした歩行を呈する．MLRを刺激されたネコは，ただちに逃げ出すという情動的プロセスとしての逃避行動に似た歩行を呈する．さらに下位のDTFを刺激されたネコは，伸筋活動が抑制され，急に座り込んでしまう．また，VTFを刺激されたネコは，逆に伸筋活動が高まり，足を突っ張らせ，ぎこちない歩行を呈する．ヒトにおける歩行誘発野の役割は，大脳皮質感覚運動野および運動前野・補足運動野などの高次運動野や情動を伴う情報とともに，橋と延髄にある網様体を通って，脊髄内に下り，歩行運動を引き起こすことである．具体的な役割は，歩行の情動的な動機づけ，歩行に必要な筋緊張の調整，歩行リズムおよびパターンの生成・調整である．歩行誘発野からの下行路としては，網様体脊髄路を中心とした腹内側系の下行路が重要な役割を果たす（図2.4参照）．腹内側系は，主に近位筋，肩甲帯，骨盤帯，体幹筋を両側性に支配し，一次運動野よりも運動前野や補足運動野からの投射線維が豊富であるという特徴がある．つまり，腹内側系

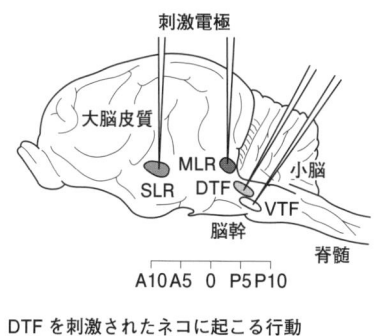

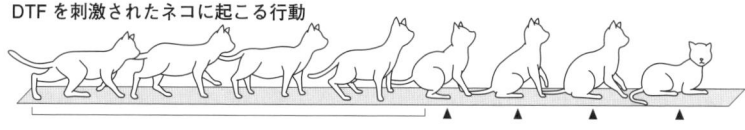

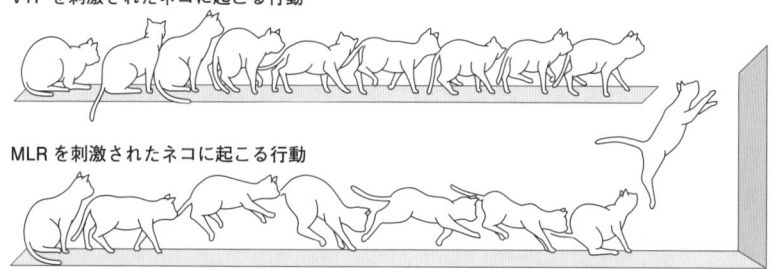

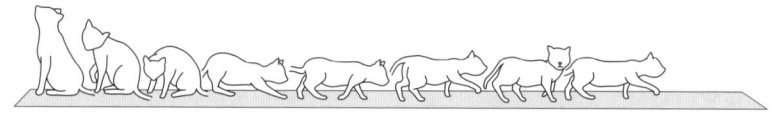

## セクション[2] 下肢の運動麻痺に対するリハビリテーション

**図3.30 ネコにおける脳幹歩行誘発野**

橋中心被蓋野背側部(DTF), 橋中心被蓋野腹側部(VTF), 中脳歩行誘発野(MLR), 視床下部歩行誘発野(SLR)を連続電気刺激した際の運動. SLR刺激ネコは, 頭を下げ辺りの様子を見ながらゆっくりと歩くというような探索行動を特徴とした歩行, MLR刺激ネコはただちに逃げ出すという情動的プロセスとしての逃避行動に似た歩行, DTF刺激ネコは伸筋活動が抑制され急に座り込み, VTF刺激ネコは逆に伸筋活動が高まり足を突っ張らせてぎこちない歩行を呈する. 以上より, ヒトの歩行誘発野の役割は, 大脳皮質感覚運動野および運動前野・補足運動野などの高次運動野や情動を伴う情報とともに, 橋と延髄にある網様体を通って脊髄内に下り, 歩行運動を引き起こすことである. 具体的には, 歩行の情動的な動機づけ, 歩行に必要な筋緊張の調整, 歩行リズムとパターンの生成・調整である.

(森茂美:起立から歩行へ—中枢神経系の姿勢保持機構. 神経進歩, 1991;35:182より. 一部改変)

## セクション［2］　下肢の運動麻痺に対するリハビリテーション

は，一次運動野が担う個々の骨格筋の運動よりも，運動前野や補足運動野が担う運動開始前における体幹筋や近位筋による姿勢制御に関与していると考えられる．もちろん，歩行制御には，腹内側系のみでなく，皮質脊髄路を中心とした背外側系の下行路による手指や足部などの遠位筋との協調的な運動制御が必要である．また，大脳基底核からの出力はMLRに直接投射されており，大脳基底核は歩行運動の発現や筋緊張の調節などの役割を担っている．さらに，小脳においては，歩行誘発野からの下行性の情報と四肢からの感覚フィードバック情報を受け取り，歩行に伴う姿勢制御に必要な情報をオンラインで調節していると考えられている．小脳の歩行運動制御における特徴は，外乱刺激が加わった際に，四肢および体幹の協調性の調節に脳幹と共に関与していることである．以上が，歩行の制御を担う第2および第3の側面である脊髄と脳幹における自動的および情動的プロセスの概要である．

次に，第1の側面である大脳皮質における随意的プロセスを担う神経回路について述べる．ネコがトレッドミル上で定常的な歩行をしている時の大脳皮質一次運動野の神経細胞は，歩行の周期性に対応したリズミカルな発射を示す[12]．この運動野の活動は，体性感覚野からの直接的な感覚入力によるものであり，瞬時に運動プログラムを変更させるために必要な活動であると考えられる．また，障害物回避や狭小路の正確な通り抜けなどの意図的な歩行の制御には，視覚野から運動野に至る情報処理が求められ，大脳皮質運動野の活動が亢進するとされている[13]．具体的には，障害物を乗り越える際，ネコは視覚情報をもとに前肢を挙上させ，後肢との位置関係は見ていないにもかかわらず，前肢に続いて挙上させることができる．この後肢の動きは，前肢が障害物を回避した運動の際に生成された記憶情報に依存し[14]，視覚野から頭頂葉を経由して前頭葉に至る経路が重要な役割を担っている[15]．下肢の運動制御に関与する頭頂連合野の対応領域では，上頭頂小葉の上部（ブロードマンエリア5野）で下肢に関連した多くの神経細胞が発見されている[16]．この領域は同一の感覚モダリティに関する情報処理を担い，主に身体各部の体性感覚（触覚，関節覚，筋感覚など）情報のみを統合し，姿勢や身体の動きといった身体図式の形成に関与している．たとえば，5野のニューロンでは，手首の屈曲，肘の屈曲のみでは活動しないが，両者が組み合わさった場

セクション[2] 下肢の運動麻痺に対するリハビリテーション

合や，皮膚と関節の両方の刺激が同時に与えられた場合など，複数の体性感覚刺激に対して特異的に反応し，身体図式の神経基盤であると考えられている[17, 18]．このように，障害物に応じた歩幅や遊脚肢の運動制御には，環境と脳神経系との双方向性の情報処理による運動プログラムの生成が必要であると考えられている[19]．

運動のプログラムは，大脳皮質連合野からの環境，身体，記憶などの情報に基づき，運動の手順や種類などを選択，企画，構成したものであり，運動プログラムの生成には，高次運動野が関与する．高次運動野は，一次運動野以外の運動関連領域（運動前野，補足運動野，前補足運動野，帯状皮質運動野）であり，生成した運動プログラムを一次運動野に送る役割を担う．大脳皮質から脊髄へ至る下行路は，網様体脊髄路を中心とした腹内側系と皮質脊髄路を中心とした背外側系の2つの経路に大別される．皮質網様体投射線維は，高次運動野の中でも運動前野，補足運動野からが豊富であり，一次運動野からは希薄である．また，皮質脊髄路投射は，高次運動野，一次運動野のいずれの領域からも豊富であることが明らかにされている[20]．ネコが一側前肢を挙上する際，他の三肢と体幹による姿勢の準備が前肢の挙上に先行し，この姿勢制御には，運動前野，補足運動野の活動が必要である．つまり，高次運動野からの出力は皮質網様体投射を介して歩行の開始や姿勢制御を担い，皮質脊髄路を介して骨格筋の運動を制御すると考えられる．このように大脳皮質は，歩行運動に影響する視覚情報の処理による視覚と運動の協調，歩行運動の発現と修正，CPGや脊髄反射の制御という機能以外にも，体性感覚や前庭覚との統合にも重要な役割を果たし，意図的な歩行の円滑な遂行に寄与している[21]．

ヒトの二足歩行は，自動的な要素を含みながら，多くの脳の領域が関わる神経機構によって制御されており，環境に応じた円滑な身体運動を伴った歩行が可能となっている（図3.31）．したがって，歩行に関わる脳の神経機構のいずれの領域に損傷を受けても歩行障害を呈することになる．次に，脳卒中片麻痺患者の歩行時の脳活動と機能回復の関係について述べていく．歩行障害を呈した脳卒中片麻痺患者をトレッドミル上で歩行させている時の，大脳皮質の脳活動の変化についてfNIRSを用いた報告がされている[22, 23]．この

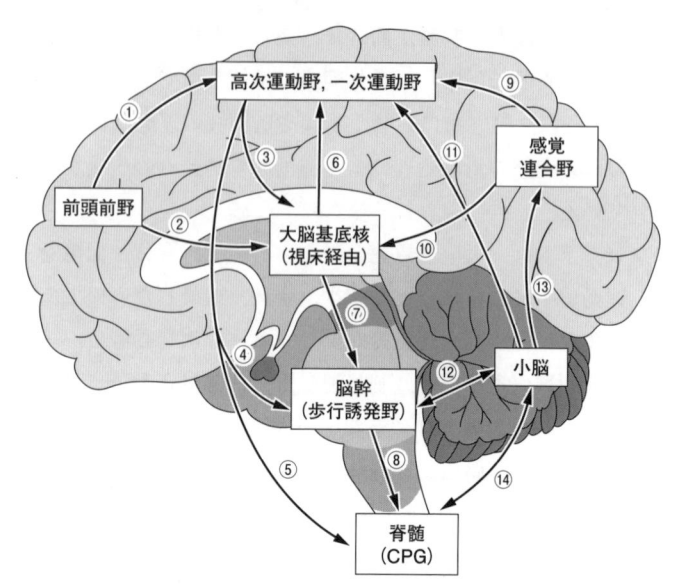

セクション［2］　下肢の運動麻痺に対するリハビリテーション

**図 3.31　歩行に関わる中枢神経機構**

\*前頭前野からの出力（①，②）
①，②：高次運動野および大脳基底核へのさまざまな状況に適合させた歩行の企画
\*運動関連領野からの出力（③，④，⑤）
③，④：大脳基底核および脳幹への歩行のプログラミング情報（パターン変化への対応），体幹・下肢の姿勢制御
⑤：皮質脊髄路として下肢（遠位筋）の運動調節
\*大脳基底核からの出力（⑥，⑦）
⑥：外界の状況に合わせた運動調整
⑦：歩行の開始・停止，歩行リズムの生成と筋緊張の調整
\*脳幹からの出力（⑧）
⑧：歩行リズム・パターンの生成と調整，姿勢筋緊張の維持
\*感覚連合野からの出力（⑨，⑩）
⑨，⑩：外界の情報，身体の情報を運動関連領野および大脳基底核へ入力
\*小脳からの出力（⑪，⑫，⑬，⑭）
⑪：四肢の協調的な制御およびフィードフォワード制御の情報連絡
⑫：姿勢筋緊張の調整
⑬：外界の情報との連絡による歩行リズム・パターンの調整
⑭：身体の情報との連絡による歩行リズム・パターンの調整

（冷水誠：歩行における中枢神経機構．理学療法 MOOK 16，脳科学と理学療法（大西秀明，森岡周，編）．三輪書店，p110，2009 より，一部改変）

## セクション [2] 下肢の運動麻痺に対するリハビリテーション

報告では,脳卒中片麻痺患者の歩行時では,健常者と比較して病変側の一次感覚運動野の活動低下,両側半球の運動前野,補足運動野,前頭前野などの広範囲な活動増加を認めたとされている.この一次感覚運動野の活動低下は,皮質脊髄路の障害によるものであり,高次運動野,前頭前野の活動増加は皮質脊髄路の機能代償によるものであると考えられている.一方,慢性期脳卒中片麻痺患者の歩行能力の改善と脳活動の変化については,リハビリテーション介入前では,非病変側における一次感覚運動野,補足運動野,運動前野の有意な活動が認められ,約3か月の介入により,非病変側に加えて,病変側の同部位にも活動の増加を認めた.さらに,これらの活動は歩行時の遊脚時間の改善と相関が認められている[24].また,トレッドミル速度の段階的な増加によって自動的な歩行が可能になると,一次感覚運動野の活動はむしろ減少し,脊髄を含む皮質下レベルの制御が重要であることも報告されている[25].また,大脳皮質下損傷による慢性期脳卒中片麻痺患者が麻痺側膝関節を運動させている時の脳活動をfMRIで検証した結果,両側の一次感覚運動野,補足運動野,二次体性感覚野の活動が認められている.さらに,歩行能力との関係では,歩行能力の高さには,病変側の一次感覚運動野および両側の体性感覚野の活動が関与しており,いずれも損傷部位に影響を受けるとされている[26].以上より,脳卒中片麻痺患者の運動麻痺に起因する歩行障害の改善には,一次感覚運動野,高次運動野の両側性の活動をはじめとした大脳皮質の神経機構の再構築が重要である.特に,高次運動野からの皮質網様体投射による歩行調整機能の再編成,予測制御に向けた運動プログラムの獲得が必要である.そのためには,前述した上頭頂小葉の機能を考慮して下肢の各関節の位置関係の識別を求める課題や,適切に認識できた身体の体性感覚に基づいた振り出しや荷重といった運動の識別を求める課題が必要となる.脳卒中片麻痺患者では,運動麻痺や感覚障害,筋緊張の異常により,自己の運動に対する予測と実際の運動に伴う感覚フィードバックに誤差が生じていることで,不必要に運動単位を動員する運動パターンを呈していることが多い.したがって,これらの誤差を修正し,歩行という運動を改善させていくためには,損傷した脳機能によって下肢を中心とした身体各部の体性感覚を再度意識化させ,立脚期と遊脚期に分けて適切に認識させていく課題の

呈示が重要である．これらの過程を経て，歩行の自動化に向けたCPGの活性化を求めることで，皮質下レベルでの歩行制御が可能となり，より円滑な歩行による移動手段が獲得されるものであると考えられる．

## 2 下肢の運動麻痺に対するリハビリテーションの実際

下肢の運動麻痺に対するリハビリテーションの主な目的は，患者の移動手段の獲得に向けて，歩行障害を改善させることである．以下に，片麻痺患者の歩行を観察する際の留意点について述べていく．歩行障害に対するリハビリテーションでは，歩行の神経機構の中で，どの領域に損傷をきたし，身体を通して床面などの環境とどのように相互作用することで，歩行の異常を呈しているのかを観察し，治療介入をしていく必要がある．身体が環境に対してどのような機能特性（機能システム）を有しているのかという視点で歩行障害を観察すると，一つの歩行周期における下肢の機能特性は到達機能，緩衝機能，支持機能，推進機能という要素によって構成されていることがわかる．到達機能は，遊脚期に相当する足の離床から踵接地までの期間で働き，足を地面から持ち上げる機能，下肢を方向づける機能，足の接地点を決定づける機能を有している．緩衝機能は，立脚初期に相当する足と床面との接触開始部分で働き，踵を地面に接地する機能を有している．支持機能は，立脚中期に相当する身体が下肢の上を後ろから前へと移動する期間で働き，片脚で体重を保持，移動する機能を有するため，荷重に関する情報処理が重要である．推進機能は，立脚後期に相当する足の離床が始まる時に働き，足を地面から離す機能と踏み切る機能を有している．このように，歩行障害は，脳が身体の機能特性を用いて，環境に働きかけた結果として生じた歩行機能システムの異常として解釈することができる．上記のような脳卒中片麻痺患者の異常歩行を各歩行周期に具体的に関連づけると，遊脚期の骨盤挙上，股関節外旋（分回し），股関節屈曲，膝関節屈曲，足関節内反・底屈，足趾屈曲という現象は，麻痺側下肢による地面への到達機能の不全であり，その後の緩衝機能に支障をきたすと解釈できる．また，踵接地期ならびに足底接地期の股関節外転・外旋，または股関節内転・内旋，膝折れ，反張膝，足関節内

## セクション [2] 下肢の運動麻痺に対するリハビリテーション

反での外側および前足部接地という現象は，踵から地面に接地し，足底全面を地面に接するという緩衝機能の不全であり，その後の足底を支持基底面とした下肢全体での荷重を必要とする支持機能に支障をきたすと解釈できる．立脚中期の片脚支持期で身体を前方へ推進させる際に，股関節の伸展を伴った身体の全重量を支持できない現象は，支持機能の不全であり，体幹前屈や中殿筋跛行の原因となり，その後の推進機能に支障をきたすと解釈できる．踵離床期ならびに足先離床期の足関節内反や足趾屈曲を伴う前足部での地面の蹴り出しと離床はあるが前方への推進が困難である現象は，推進機能の不全であり，その後の到達機能に支障をきたすと解釈できる．

　このような下肢の機能システムの異常の結果，片麻痺患者の歩行は，重心移動の予測に基づいた動的な歩行ではなく，常に支持基底面内に重心を保つ静的な歩行になっていると考えられる．さらに，片麻痺患者の歩行障害は，伸張反射の異常，異常な連合反応，共同運動パターン，運動単位の動員異常という異常な運動パターンによって床などの環境に不適切に働きかけた結果として表出されている．つまり，片麻痺患者は異常な運動パターンによって，抗重力下での身体位置の変化に伴う重心移動や，足底から得られる床の硬さや素材といった刻々と変化する体性感覚や視覚情報に応じた調整能力が発揮できない状態である．その結果，最大限の努力による過剰な筋出力を伴った歩容として表出されていると考えられる．

　歩行機能システムの異常を観察した後は，機能システムの改善に向けた治療を考案していく必要がある．前述したように，脳卒中片麻痺患者では，自己の運動に対する予測と実際の運動に伴う感覚フィードバックに誤差が生じていることから，まず各身体部位において評価可能である感覚モダリティ（関節覚，触覚，圧覚，重量覚など）の認知機能を評価し，各歩行周期で患者が発揮できない運動機能を明らかにしていく．たとえば，遊脚中期の下肢を方向づける機能に問題があれば，股関節に対する膝関節，足関節の位置関係の変化を識別させる課題を実施する．足底接地期の踵を地面に接触する機能に問題があれば，接触課題として床の硬さ（圧覚）や素材（触覚）を識別させる課題を実施し，足部での圧覚や触覚情報を認識できる能力を構築させていく．立脚中期の体重を支持，移動する機能に問題があれば，足関節に対

## セクション[2] 下肢の運動麻痺に対するリハビリテーション

する膝関節，股関節の位置関係の変化に伴う骨盤の水平性や，重心の前後左右，上下の移動具合を識別させる課題を実施し，荷重に伴う身体の位置関係の変化を認識できる能力を構築させていく．

### 下肢の重度な運動麻痺に対するリハビリテーション

下肢の重度な運動麻痺に対するリハビリテーションでは，特に股関節内転筋，膝関節伸展筋，下腿三頭筋など下肢伸展筋群の伸張反射の異常を他動運動によって制御することが目的となる．これらの筋の伸張反射の制御が困難である患者の多くは，深部感覚や表在感覚にも障害をきたし，下肢の位置関係や足底の触覚に注意を向けて認知することができず，立位姿勢時の身体動揺に対する立ち直りなどの姿勢制御が困難な状態である．これは，立位姿勢の制御に必要な足底からの感覚情報や下肢伸筋群の伸張反射に対する予測が困難であり，その後の姿勢制御が遅延しているためであると考えられる．したがって，訓練では，股関節内外転，膝関節屈曲伸展，足関節底背屈・内外反の関節覚や足底の触覚といった感覚のフィードバックを他動運動によって認識させ，患者自身に下肢筋群の伸張反射や触覚に対する予測の形成を求めていくことが目的となる．これらの訓練により，運動麻痺が重度な患者に対し，歩行動作を直接反復させ，異常な運動パターンを形成させるのではなく，歩行を想定した下肢の運動制御のために以下のような訓練を実施していくことになる．

≪目的動作：到達機能（遊脚期）≫

歩行の到達機能の獲得には足を地面から持ち上げる機能，下肢を方向づける機能，足の接地点を決定づける機能の獲得が必要である．足を地面から持ち上げる機能を発揮するために必要な離床直後に足関節を底屈位から背屈位にするという運動制御は，足関節のみでは間に合わないため，股関節と膝関節の同時屈曲によって補われる．この作用には，前脛骨筋による足関節背屈以外に，単関節筋である腸骨筋と長内転筋，二関節筋である薄筋と縫工筋が求心性に収縮し，股関節と膝関節を屈曲させる．片麻痺患者では，立脚期で

## セクション［2］ 下肢の運動麻痺に対するリハビリテーション

の膝関節伸展筋群の筋緊張の影響を受け，この時期に体幹の回旋や骨盤挙上といった代償運動を出現させやすいため，膝関節屈伸の運動覚の認識を伴う大腿四頭筋の伸張反射を制御させておく必要がある．下肢を方向づける機能を発揮させるためには，骨盤を中間位に保持しながら股関節屈曲に伴う受動的な膝関節の伸展と前脛骨筋の求心性収縮による足関節底背屈中間位の保持が必要である．片麻痺患者では，股関節内転筋，下腿三頭筋の伸張反射の影響を受け，下肢の振り出しに骨盤挙上と股関節外旋を伴った分回しを出現させやすいため，股関節内外転，足関節底背屈の運動覚の認識を伴う下肢各関節の伸張反射を制御させておく必要がある．足の接地点を決定づける機能を発揮させるためには，股関節を屈曲位に保持しながら，ハムストリングスの遠心性収縮によって膝関節にブレーキング機能を発揮させる必要がある．このような到達機能を獲得するためには，股・膝・足関節の運動覚における一次感覚野から頭頂連合野に至る階層的な脳の情報処理過程の獲得が必要となる（**課題1**）．次に，視覚的に認知した運動と患者自らの運動覚による下肢の動きを統合した身体イメージの形成に伴い（**課題2**），高次運動野において到達機能における足を地面から持ち上げる機能，下肢を方向づける機能，足の接地点を決定づける機能の運動プログラムや運動先行・予測型の活動を獲得させていく（**課題3**）．

◆**課題1：股・膝・足関節の運動覚を識別させる課題**
(運動の有無，運動の開始または終了，運動の方向・速度)
**方法**：上肢と同様に，はじめは訓練道具を使用せずに，セラピストが臥位の患者の麻痺側下肢を把持し，他動運動によって患者の伸張反射の異常に対する患者の自覚，注意を向けさせた時の制御能力などを把握する．つまり，末梢である身体から頭頂葉に入力された体性感覚に対する，前頭葉を中心とした脳の制御能力を評価する．これらの観察によって，患者が認知過程を活性化させた時とさせていない時の伸張反射の異常の変化を把握し，患者の脳の情報処理過程の異常について評価する．体性感覚の階層的な処理能力を評価するために臥位または坐位から他動運動によって開始可能である臨床的な方法を，股関節における内外転運動の関節覚を例に以下に5つ示す（図3.32）．
1つめは，股関節が動いているか止まっているかという運動の有無を識別さ

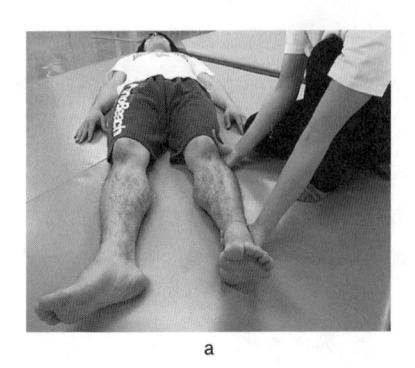

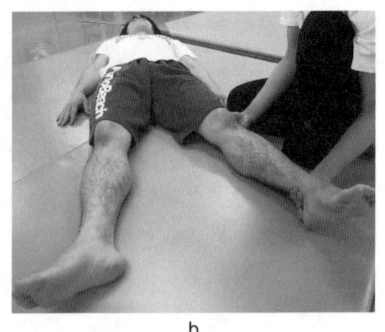

セクション［2］　下肢の運動麻痺に対するリハビリテーション

**図3.32　股関節内外転における関節覚の評価場面**

セラピストは，患者の下肢を把持して他動的に動かし，運動の有無や開始または終了，方向を識別させる．たとえばこの課題で，患者の注意が股関節の運動覚に適切に向けられていなければ，運動の開始や終了の解答が遅延または早くなることがある．また，適切に運動覚への注意が可能であるが，運動の有無や方向を誤認する際は，運動覚を知覚することや記憶するという認知過程が障害されている場合がある．


せる．2つめは，股関節が動き始めた時または止まった時に合図を求める運動の開始または終了を識別させる．運動とはある位置から別の位置までの変化を指すため，この課題によって1つの運動の文脈に対する認識を観察する．これらの2つの課題は体性感覚野の3a野における情報処理能力を評価している．3つめは，股関節が内転または外転のどちらの方向に動いたかという運動の方向を識別させる．4つめは，股関節の運動方向を外転または内転方向に規定し，股関節がどれくらい外転または内転しているかという運動の距離を識別させる．これらの2つの評価は体性感覚野の1野から2野における情報処理能力を評価している．5つめは，股関節がゆっくり動いていたか速く動いたかという運動の速さを識別させる．この評価は関節運動に伴う伸張反射が速度に依存して出現することから，課題の際にどの程度の速さで患者の関節を動かせばよいのかという指標になるため実施する．

◆課題2：股・膝・足関節の運動覚を識別させる課題（運動の距離）
方法：関節覚の評価について，運動の有無，運動の開始または終了，運動の方向までは他動運動によって道具を使用せずに課題が可能である．しかし，

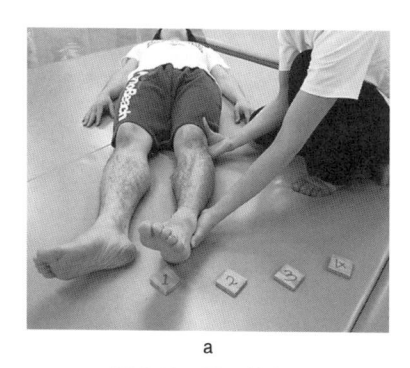

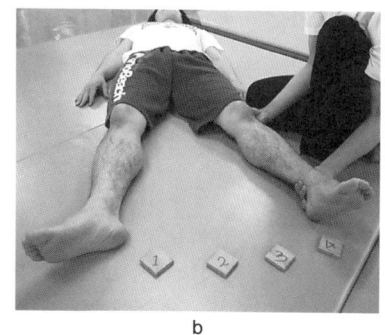

セクション［2］　下肢の運動麻痺に対するリハビリテーション

図3.33　股関節内外転の運動覚の距離を識別させる訓練場面

股関節内転筋の伸張反射が出現しない範囲での最大可動域を患者が距離を知覚できる目印（図では1から4）の間で他動的に動かし，どの位置からどの位置まで動かされたかという運動の距離を識別させる．たとえばこの課題で，患者の注意が股関節の内外転した結果である足部の動きに向けられ，運動の距離を誤認した際は，股関節の運動に伴う足部の視覚イメージが運動覚への注意より先行し，適切に運動覚の距離を知覚できないことや，運動覚の知覚そのものが障害されていると場合がある．また，動いている時間の長さなどに注意を向けて距離を認識していると，正答であっても伸張反射の異常が制御できていないことがある．たとえば，外転方向への距離の識別において，伸張反射が出現している状態では，動かされた実際の位置は2番の位置であるのに，患者の解答が3番の位置であるというように，実際より距離を長く知覚する傾向がある．したがって，セラピストは患者の認知過程の異常と，運動の異常パターンの出現の仕方との整合性を確認しておく必要がある．

距離を細分化して認識させていくためには，セラピストと患者における共通した指標として認識可能な道具の使用が有効である．以下に股関節内外転の運動覚の距離の識別課題を例に示す．

　患者を背臥位にし，セラピストは患者の膝窩部と足部を把持し，股関節内外旋中間位，膝関節伸展位，足関節底背屈中間位に保持する．他動的に股関節を内外転させ，患者の内外転の最大可動域を目安に距離を均等に分割し，等間隔に目印を設置する（図3.33a, b）．患者には閉眼後，股関節の運動覚への選択的注意を求める．他動運動によって，患者の内転筋に伸張反射が生じるまでの外転角度と生じている角度での運動覚の距離の識別を求め，細分化

## セクション［2］　下肢の運動麻痺に対するリハビリテーション

して認知する能力の差異を確認する．患者が運動覚に適切に注意を向けていると，伸張反射が生じるまでの外転角度での運動覚の識別は可能である．しかし，患者が動いている足部などの運動覚とは異なる部位へ注意を向けている時や，伸張反射の異常が生じている角度では距離を間違えて認識することが多い．認知問題を呈示するセラピストは，患者が解答した内容を解釈することによって，解答に至るまでの患者の知覚仮説の内容（患者の注意はどの身体部位に向けられていたか，もしくはどんな感覚モダリティを知覚しようとしていたか）を把握する必要がある．たとえばこの課題では，患者が距離の識別に正答することと，運動覚に注意を向け距離を認知すること，および伸張反射の異常を制御していることに整合性があることを確認しておく．逆に，距離の識別に正答していても，患者の注意が股関節の動いている時間の長さなどに向けられている際には，伸張反射の異常が制御されていないという不整合性があることをセラピストは触診で確認できることがある．このように，セラピストは課題の解答内容と患者の認知過程および運動の異常要素の出現状態の整合性・不整合性を常に把握しておかなければならない．上記のような整合性がある状態での手続きによって，他動運動での運動覚のフィードバックの認識に伴い，患者が内転筋の伸張反射を制御できる可動域の拡大を図っていく．

◆課題3：股・膝・足関節の位置関係を識別させる課題

方法：課題1と2によって，股関節における関節覚の認識が向上し，内転筋の伸張反射が制御可能となってくると，到達機能における下肢を方向づける機能を考慮した課題3を実施する．課題1または2によって患者に股関節の関節覚を識別させた際，股関節に対して膝・足関節が内または外のどちらにあるかというように，臥位では水平面での位置関係について解答させる．このように，下肢全体の身体各部の位置関係について注意を分散させ，認識できるようにしておくことで，坐位・立位における水平面および矢状面での位置関係を識別させる課題など，肢位や運動面の変化に適応できるように考慮しておく．

## セクション［2］　下肢の運動麻痺に対するリハビリテーション

≪目的動作：緩衝機能（踵接地期～足底接地期）≫

　歩行の緩衝機能を獲得するためには，踵を地面に接地する機能により，踵接地直前に踵を約1cmの高さから自由落下させる機能や，足底を地面に接地する機能により，対側下肢の荷重を受け継ぐ機能を発揮させる必要がある．そのためには，足関節で地面の傾きに対して適応するために，足関節によって運動覚を認識する機能（課題1・2）や，接地面である踵によって圧覚を認識する機能（課題3）の獲得が必要である．また，足底で地面の素材や硬さに対して適応するために，足底によってさまざまな素材を認識する機能（課題4）や圧覚を認識する機能（課題3）の獲得が必要である．この時期では歩行周期を通して最も大きな筋活動を要求され，特に，大腿四頭筋とハムストリングスの同時収縮が動的安定性の確保に重要である．片麻痺患者では，下腿三頭筋の伸張反射や足底の感覚障害の影響を受け，踵接地の消失や足底接地時に膝関節，足関節，距骨下関節による協調的な衝撃吸収メカニズム（ヒールロッカー）の作動不全を呈しやすい．さらに，これらの機能不全を代償するために，下肢伸展筋群の過度な運動単位の動員を伴うことが多い．したがって，これらの機能を獲得するためには，まず，足関節や足底における一次感覚野から頭頂連合野に至る運動覚，圧覚，触覚の階層的な情報処理能力の獲得が求められる．次に，視覚的に認識した足関節の運動や実際の素材と，認識した運動覚・触圧覚をもとに頭頂連合野で統合される身体イメージの形成に伴い，高次運動野において，緩衝機能における踵を地面に接地する機能と足底を地面に接地する機能の運動プログラムや運動先行・予測型の活動を獲得させていく．

◆課題1：足関節の運動覚を識別させる課題
（運動の有無，運動の開始または終了，運動の方向・速度）
方法：先に述べた到達機能の獲得に向けた股関節の課題1（図3.32）と同様の手続きで，足関節底背屈，内外反の運動覚の識別能力を評価し，下腿三頭筋，足関節内反筋の伸張反射に対する制御能力を向上させる．

◆課題2：足関節の運動覚を識別させる課題（運動の距離）
方法：患者を坐位にし，足関節底背屈の角度を等間隔の目盛りによって区切られた道具を使用し，足関節内外反では矢状面を軸にした不安定板を使用す

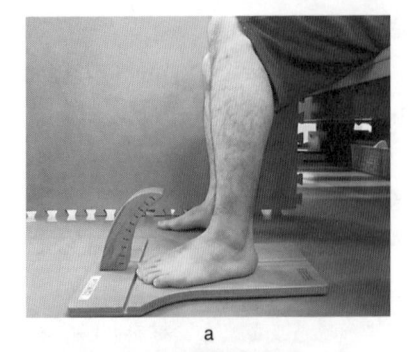

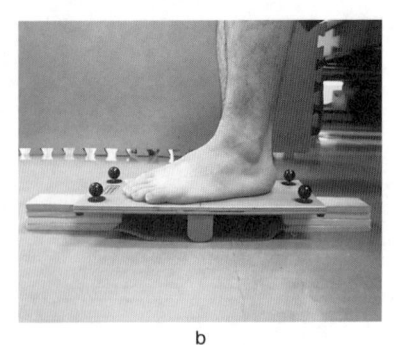

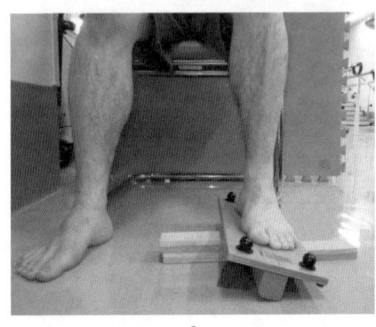

セクション［2］　下肢の運動麻痺に対するリハビリテーション

**図 3.34　足関節の運動覚の距離を識別させる訓練場面**
a：ボーゲンに沿って足関節を他動的に動かし，どれくらいの距離を動かされたかを識別させる．
b：横軸不安定板の傾きを床との間にある板の枚数を介して識別させる．
c：縦軸不安定板の傾きを床との間にある板の枚数を介して識別させる．
たとえばこの課題で，患者の注意が下腿三頭筋の伸張感へ向けられ，距離を短く誤認している際は，注意の向け方の異常により知覚という認知過程の異常をきたし，足関節の運動覚に注意が向けられていても距離を誤認している際は，主に知覚という認知過程の異常が，伸張反射の異常を制御できない原因である場合がある．

る（図 3.34a, b, c）．先に述べた股関節の課題 2（図 3.33）と同様の手続きで，患者には視覚的に目盛りや不安定板と床との距離を確認させ，おのおのの距離まで底背屈，内外反すれば，どのような感覚が得られるかの予測（知覚仮説）を立てさせ，言語化させる．その後，閉眼を求め，セラピストの他動運動によって足関節が，どの位置まで動かされたかを識別させ，下腿三頭筋，

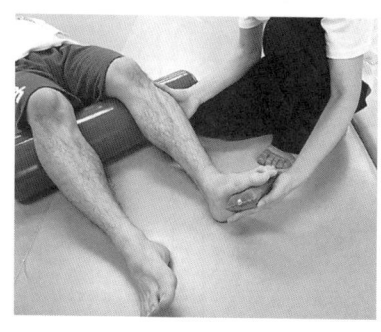

セクション[2] 下肢の運動麻痺に対するリハビリテーション

**図 3.35** 足底で圧覚を識別させる訓練場面
足底に対して他動的にスポンジを押し当て，どの硬さのスポンジで押し当てられたかを識別させる．たとえばこの課題で，下腿三頭筋の伸張反射が亢進している症例では，与えられた圧覚による足関節背屈の運動覚を知覚しやすく，適切に足底で圧覚を知覚することが困難になっている場合がある．

足関節内反筋の伸張反射に対する制御能力を観察する．

◆**課題3：足底で圧覚を識別させる課題**
**方法**：患者を背臥位にし，道具は硬さの異なるスポンジを使用する（図3.35）．セラピストは，患者の前足部または踵に硬さの異なるスポンジを押し当て，スポンジの硬さ（圧覚）の違いを識別させる．患者にはおのおののスポンジが前足部または踵に押し当てられれば，どのような圧覚が得られるかの予測（知覚仮説）を立てさせ，言語化させる．その後，閉眼を求め，実際に押し当てられたスポンジがどの硬さのスポンジであるかを識別させる．

◆**課題4：足底で触覚を識別させる課題**
**方法**：足底で触覚を識別させる際も，体性感覚の情報処理過程を考慮した識別内容の課題を実施する．まず3b野の機能の獲得を図るため，接触刺激の存在の認識（触っているのかいないのかの認識），接触刺激の開始または終了の認識（触り始めた瞬間または触り終えた瞬間の認識），接触部位の認識（どの部位を触れられているか）について，いくつかの素材を用いて識別課題を実施する．次に，1・2野の機能の獲得を図るため，接触した素材の認識（どのような感触がするかを認識できるか）について識別課題を実施する．方法としては，患者を背臥位または坐位にし，道具は材質の異なるさまざまな素材を使用する．セラピストは患者に素材の種類を視覚的に確認させ，おのおのの素材を足底に接触させ（図3.36a），前後または左右の方向に擦り当てた際にどのような感覚情報が得られるかの予測（知覚仮説）を立てさせ，言語化させる．セラピストは患者の前足部または踵，外側部または内側部に

175

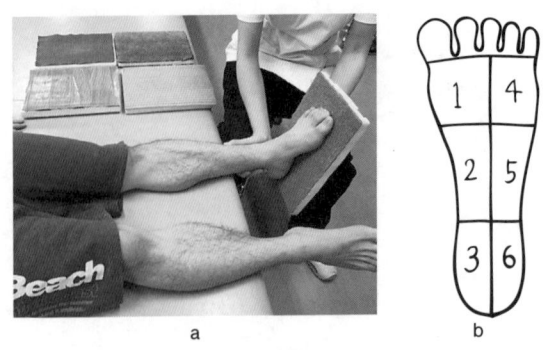

セクション［2］　下肢の運動麻痺に対するリハビリテーション

図3.36　足底の触覚を識別させる訓練場面
a：足底に対して他動的に素材を上下に擦り当て，どの素材を当てられているかを識別させる．たとえばこの課題で，足指屈筋群の伸張反射が亢進している症例では，素材の接触の有無は知覚できても，摩擦抵抗の差が少ない絨毯と芝のような素材の知覚を混同することがある．
b：足底における触覚による接触部位を視覚的に比較照合させるための絵．たとえばこの課題で，どの部位にどの素材が接触したかを識別可能になった後に，踵から母趾球にかけての歩行における足底の時系列的な接触面についての知覚や注意といった認知過程の活性化を求めることもできる．

対して素材を他動的に接触させて動かす．患者には閉眼を求め，摩擦抵抗の違いによってどの素材が接触しているのかを識別させる．5野の機能を獲得させる場合は，対側の足底の接触情報との比較照合を求め，7野の機能を獲得させる場合は，視覚的な足底の絵（図3.36b）などの接触情報との照合を求めるように識別課題を実施する．

≪目的動作：支持機能（立脚中期）≫
　歩行における支持機能の獲得には，体幹が下肢の上を下腿三頭筋の遠心性収縮によるアンクルロッカーの作用で，後ろから前へ移動する際に片脚で体重を保持する機能の獲得が必要である．支持機能には，最も多くの感覚情報を処理する必要があり，荷重に関する情報処理を各関節の位置関係と足圧の変化を関係づけて認識することが重要である．片麻痺患者では，身体の空間的な位置情報と足底の接触情報の統合が困難であり，体幹による代償が出現

## セクション[2] 下肢の運動麻痺に対するリハビリテーション

していることが多い．ここでは重度な運動麻痺を呈した患者に，荷重といった下肢の運動単位の動員を求める際に必要な体幹と骨盤による対称性および垂直性の獲得を主な目的とした課題を呈示する．支持機能を獲得する前に必要な運動制御としては，足・膝・股関節の空間的な位置関係の認知する機能（課題1），体幹の左右対称性および垂直性を認知する機能（課題2），骨盤の水平性を認知する機能（課題3）の獲得が必要である．これらの機能を獲得するためには，まず，頭頂連合野（特に5野・7野）において足・膝・股関節といった多関節の空間的な位置関係や，両側性の体部位再現領域を持つ体幹における空間的な位置関係の情報処理が求められる．次に，視覚的および体性感覚的に認知した身体部位間の関係性に基づき統合された身体イメージの形成に伴い，身体を支持するために必要な運動単位の動員に向けた運動プログラムや運動先行・予測型の活動準備をさせていく．

◆課題1：足・膝・股関節の空間的な位置関係を識別させる課題
**方法**：患者を背臥位にし，道具はさまざまな運動軌道が描かれた軌道板を使用し，セラピストは患者の麻痺側下肢を把持する（図3.37a,b）．立脚期の下肢各関節の移動を考慮し，患者には他動運動によって動かされた足関節に対する膝関節または股関節，膝関節に対する股関節の位置関係への注意の向け方を確認し，得られる感覚情報の予測（知覚仮説）を立てさせる．その後，患者には閉眼を求め，実際に動かされた下肢の位置関係を識別させる．異常な伸張反射を出現させずに認知可能となれば，坐位，立位といった抗重力位での他動運動による下肢の位置関係の識別をさせていく．

◆課題2：体幹の左右対称性および垂直性を識別させる課題
**方法**：患者を背臥位で膝立て肢位にし，道具はスポンジを使用する．患者にはスポンジの硬さの違いを確認させ，体幹に接触した際の圧覚および異なる身体部位に接触した際の感覚情報の予測（知覚仮説）を立てさせる．その後，患者には閉眼を求め，実際に左右の肩甲骨または左右の腰部と床との間に硬さの異なるスポンジを挿入し，おのおのの身体部位における硬さの識別を求める（図3.38a,b）．次に，左右の対称的または異なる位置関係にあるスポンジの硬さの違いを識別させる．また，同様に左または右の肩甲骨と腰部と床との間に硬さの異なるスポンジを挿入し，上下の垂直に並んだスポンジの硬

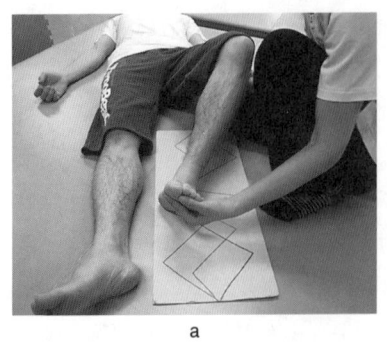

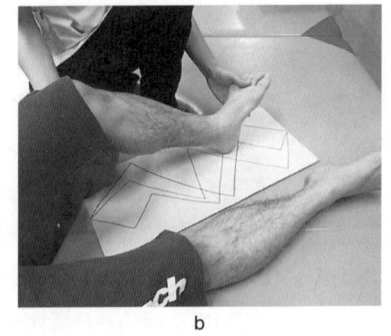

セクション［2］　下肢の運動麻痺に対するリハビリテーション

**図3.37　足・膝・股関節の空間的な位置関係を識別させる訓練場面**

セラピストは，患者の下肢を把持して他動的に動かし，足関節に対する膝関節の位置，膝関節に対する股関節の位置を水平面および矢状面で識別させる．たとえばこの課題で，患者は膝関節に対する股関節の位置といった隣接した関節の位置関係については注意を向け知覚することが可能であっても，足関節に対する股関節の位置といった離れた関節間の位置関係については注意を分配できず，知覚が困難となる場合がある．したがって，セラピストは患者に立脚期の各関節位置の変化に応じた注意の向け方や位置関係の知覚について認知過程の活性化の可否を確認しておく必要がある．

さの違いを識別させる．この課題では，患者が体幹における圧覚の識別に正答することと，識別する際の左右体幹の対称性および垂直性における姿勢筋緊張の亢進または低下を制御されていることの整合性を確認しておく必要がある．つまり，圧覚を誤認する際は，左右の姿勢筋緊張が非対称的であることが多い．逆に，圧覚の識別に正答していても，患者が自らの体幹の運動制御に注意を向けられていなければ，非対称性な左右の姿勢筋緊張を呈していることを触診によって確認できる．背臥位での識別が可能となれば，坐位にて実施し，抗重力下でセラピストによって加えられる圧に対して体幹の垂直性を保持して硬さを識別させる課題へと難易度を上げ，体幹の対称性および垂直性を自己にて制御する能力を獲得させていく（図3.39a,b）．

◆課題3：体幹と骨盤の水平性を識別させる課題
方法：患者を縦軸の不安定板上に坐位とし，患者には不安定板が上下に傾いた際に得られる左右の骨盤の位置関係に関する位置覚の予測（知覚仮説）を

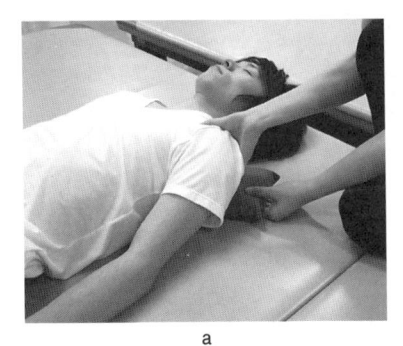

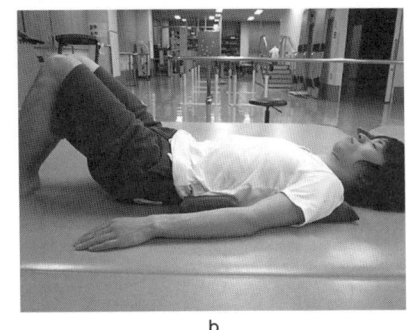

セクション[2] 下肢の運動麻痺に対するリハビリテーション

**図3.38 臥位で体幹の左右対称性および垂直性を識別させる訓練場面**

体幹背面に対して他動的にスポンジを挿入し，どの部位に，どの硬さのスポンジが当たっているかを識別させる．この際，セラピストは患者の膝立て肢位にして介助すると，患者は自らの体幹の回旋運動と骨盤の運動との違いを認識しやすくなる．たとえばこの課題では，セラピストは，患者が体幹における圧覚の識別を正答することと，識別する際の左右体幹の対称性および垂直性における姿勢筋緊張の亢進または低下を制御していることの整合性を確認しておく必要がある．つまり，圧覚を誤認する際は，左右の姿勢筋緊張が非対称的であることが多い．逆に，圧覚の識別に正答していても，患者が自らの体幹の運動制御に注意を向けられていなければ，非対称的な左右の姿勢筋緊張を呈している場合があり，セラピストは触診によっても確認しておく必要がある．

立てさせる．その後，患者には閉眼を求め，実際に不安定板を左右のいずれかに他動的に傾け，左右の骨盤の高さの違いを識別させる（図3.40a,b）．この課題が可能となってくれば，患者自身に臀部による体重移動を求め，骨盤の水平性を保持させたまま，課題2（図3.39）との組み合わせにより，セラピストによって体幹（左右肩甲骨の前面および背部）に押し当てられたスポンジの硬さの識別課題を実施することで，加えられた圧に抗して体幹を保持するという運動の制御を求めることも可能である．課題2と課題3によって歩行の下肢の支持機能に必要な体幹での刺激部位の認識による左右対称性および圧覚識別に対する姿勢保持による上下垂直性の獲得を図ることができる．このような体幹の制御下に基づいて，下肢の有効な支持機能が発揮されていく．

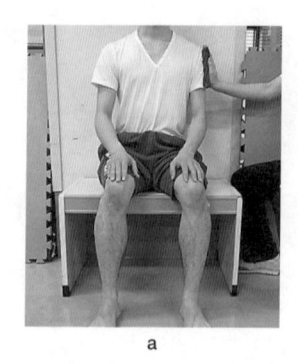

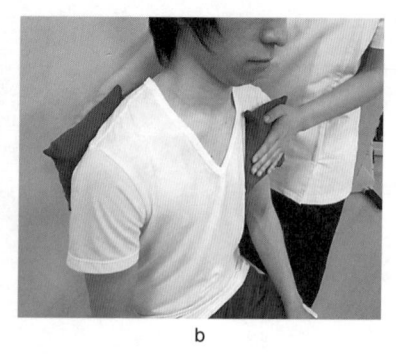

セクション［2］ 下肢の運動麻痺に対するリハビリテーション

**図3.39 坐位で体幹の左右対称性および垂直性を識別させる訓練場面**
a：体幹垂直性を保持させ，側面から他動的にスポンジを押し当て，どの硬さのスポンジが当たっているかを識別させる．
b：体幹垂直性を保持させ，前面と背面から同時に他動的にスポンジを押し当て，どの硬さのスポンジが当たっているかを識別させる．

これらの課題では，不安定板は傾かないようにしておき，抗重力下でセラピストによって加えられる圧に対して体幹の垂直性および対称性を保持して硬さを識別させる．患者は，左右の体幹に与えられる圧覚と姿勢保持に対して注意を分配し，圧覚を知覚することが求められる．たとえばこの課題で，患者の注意が主に圧覚のみに向けられ正答した際は，体幹の左右対称性および垂直性が保持できず，患者の注意が主に姿勢制御のみに向けられている際は，圧覚そのものを誤認するといった結果になる場合がある．姿勢保持に過剰な運動単位の動員を呈している際は，圧覚を硬く知覚し，逆に与えられた圧覚に対して姿勢を保持できない際は，圧覚を柔らかく知覚するといった認知過程の異常が観察されることが多い．

### ≪目的動作：推進機能（踵離地期〜足先離地期）≫

歩行の推進機能を獲得するためには，足を地面から離す機能と足で地面を踏み切る機能の獲得が必要である．足を地面から離す機能では，中足指節間関節（MP関節）を支点とした回転運動によるフォアフットロッカーの作用が重要であり，下腿三頭筋の強力な遠心性収縮が足関節の前後方向を安定させることにより，膝関節と股関節は受動的に安定する．さらに，側方安定性は足関節底屈外反筋である長短腓骨筋によって確保されている．これらの機能を獲得するためには，母趾MP関節の運動覚の認識（**課題1・2**），大腿四頭筋の伸張反射の制御（**課題3・4**），体重移動と足圧変化の関係づけに関する情報処理（**課題5**）が必要である．また，足で地面を踏み切る機能では，

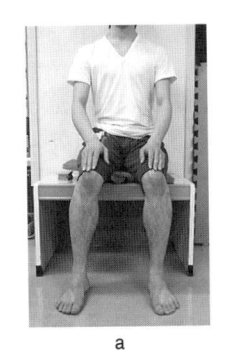

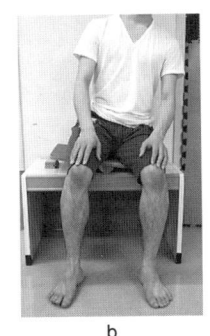

セクション［2］　下肢の運動麻痺に対するリハビリテーション

図3.40　坐位で体幹と骨盤の水平性を識別させる訓練場面
a：坐位で，セラピストは患者の骨盤を他動的に左右に動かし不安定板の傾きを床との間にある板の枚数を介して識別させる．たとえばこの課題では，左右肩峰の高さを同じ位置で保持し，主に骨盤での体重移動を伴った左右坐骨の傾き（高さ）の変化によって骨盤の傾きを識別する必要がある．
b：この課題では，患者の注意が体幹側屈の角度に向けられ，骨盤の傾きを誤認した際は，左右肩峰の高さの対称性が保持できない場合があり，識別に至った認知過程の異常と実際の姿勢制御との不整合性が確認されることがある．


足底圧が母趾側へと移動した後に，母趾が床から離れ，足が完全に床から離れる機能が必要である．これらの機能を獲得するためには，母趾球における触覚の認識（**課題6**）と母趾屈筋の伸張反射の制御（**課題1・2**）が必要となる．片麻痺患者では，下腿三頭筋の遠心性収縮の制御や，身体位置の変化に伴う母趾球への足底圧の変化の認識が困難であり，推進機能に支障をきたした結果として，分回しやすり足での遊脚期を呈することが多い．ここでは重度な運動麻痺を呈した患者に，荷重といった下肢の運動単位の動員を求める際に必要な母趾MP関節の運動覚および母趾球の触圧覚の認識，膝の運動に伴う足底圧の関係づけの獲得を目的とした課題を呈示する．これらの機能を獲得するためには，足趾の運動覚および母趾球の触覚における一次感覚野から頭頂連合野に至る階層的な情報処理能力の獲得が求められる．次に，視覚的に認知した足趾の運動や母趾球における実際の触覚が，認知した運動覚・触覚をもとに頭頂連合野で統合させた身体イメージの形成に伴い，高次運動野で推進機能における足を地面から離す機能と足で地面を踏み切る機能の運

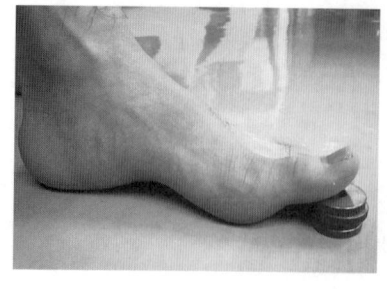

セクション［2］　下肢の運動麻痺に対するリハビリテーション

**図3.41　母趾 MP 関節の運動覚（運動の距離）を識別させる訓練場面**
足底と床の間に幅が均一である道具を使用し，母趾 MP 関節がどの程度伸展したかの距離を識別させる．たとえばこの課題で，足趾屈筋群の伸張反射が亢進している症例では，伸展に伴う筋の伸張感に注意が向けられ，母趾伸展の運動距離を実際は4枚の高さであるのに，5枚の高さまで伸展しているというように実際より高く知覚することが多い．逆に母趾伸展の運動覚に注意を向けることが可能であるが，距離を誤認する際は運動覚を知覚することや記憶するという認知過程の異常が原因である場合がある．

動プログラムや運動先行・予測型の活動を獲得させていく．
◆課題1：母趾 MP 関節の運動覚を識別させる課題
**方法**：先に述べた到達機能および緩衝機能の獲得に向けた股関節・足関節に対する課題1（図3.32）と同様の手続きで，母趾伸展の運動覚の識別能力を評価し，母趾屈筋の伸張反射に対する制御能力を観察する．
◆課題2：母趾 MP 関節の運動覚を識別させる課題（運動の距離）
**方法**：患者を坐位にし，足趾伸展の角度を等間隔に区切ることができる道具を使用する（図3.41）．上記に述べた股関節および足関節の課題2と同様の手続きで，患者には視覚的に等間隔の距離を確認させ，おのおのの距離まで母趾 MP 関節が伸展すれば，どのような感覚が得られるかの予測（知覚仮説）を立てさせ，言語化させる．その後，閉眼を求め，セラピストの他動運動によって母趾 MP 関節が，どの位置まで動かされたかを識別させ，母趾屈筋の伸張反射に対する制御能力を観察する．
◆課題3：膝関節の運動覚を識別させる課題
**方法**：先に述べた到達機能の獲得に向けた股関節に対する課題1（図3.32）と同様の手続きで，膝関節屈曲の運動覚の識別能力を評価し，大腿四頭筋の伸張反射に対する制御能力を観察する．

セクション［2］　下肢の運動麻痺に対するリハビリテーション

◆課題4：膝関節の運動覚を識別させる課題（運動の距離）
方法：患者を坐位にし，セラピストは患者の膝窩部と足背を把持し，足底が接地した状態で股関節内外旋中間位に保持する（図3.42a,b）．道具は膝関節の角度を等間隔の目盛りによって区切ることができる道具を使用する．上記に述べた母趾MP関節の課題2と同様の手続きで，患者には視覚的に等間隔の距離を確認させ，おのおのの距離まで膝関節が屈曲すれば，どのような感覚が得られるかの予測（知覚仮説）を立てさせ，言語化させる．その後，閉眼を求め，セラピストの他動運動によって膝関節が，どの位置まで動かされたかを識別させ，大腿四頭筋の伸張反射に対する制御能力を観察する．セラピストは，他動的に膝関節を屈曲させ，患者の大腿四頭筋と下腿三頭筋に伸張反射が出現しない最大可動域を目安に距離を均等に分割し，等間隔の目盛りが付いた平面板を足底部に設置する．患者には閉眼後，膝関節の運動覚への選択的注意を求める．他動運動によって，運動覚の距離の識別を求め，膝の屈曲角度を細分化して認知可能な能力を確認する．股関節の時とは異なり，患者は動いている足関節の運動覚や足底の触覚など，膝関節の運動覚以外の感覚との分別がより求められる．しかし，はじめは足関節の運動覚や足底の触覚など視覚的にイメージしやすい足部の感覚に注意を向けてしまい，距離を間違えて認知することが多い．セラピストが確認する必要がある患者の知覚仮説としては，たとえば，患者が距離の識別の際に，適切に運動覚に注意を向け距離を認知し，伸張反射を制御した状態で正答に至っているかということである．患者は足底にタオルを敷く（図3.42c）または足底を床から離すなど，足底の摩擦を軽減させた状態で行うことで，足底ではなく，膝の運動覚へより意識して選択的に注意を向け，膝の運動に伴う足部の移動距離を認知できるようになる．この手続きによって，他動運動での膝関節の運動覚のフィードバックの認知に伴い，患者が大腿四頭筋および下腿三頭筋の伸張反射を制御できる可動域の拡大を図っていく．

◆課題5：膝の運動に伴う足底圧の変化を識別させる課題
方法：患者を坐位にし，課題4（図3.42）で用いた道具を使用する．セラピストは患者の膝関節を他動的に屈曲させ，距離の変化に伴い，足圧が前足部に移行し，膝関節伸展の際は足底圧が踵に移行する関係性を認識させる（図

セクション[2] 下肢の運動麻痺に対するリハビリテーション

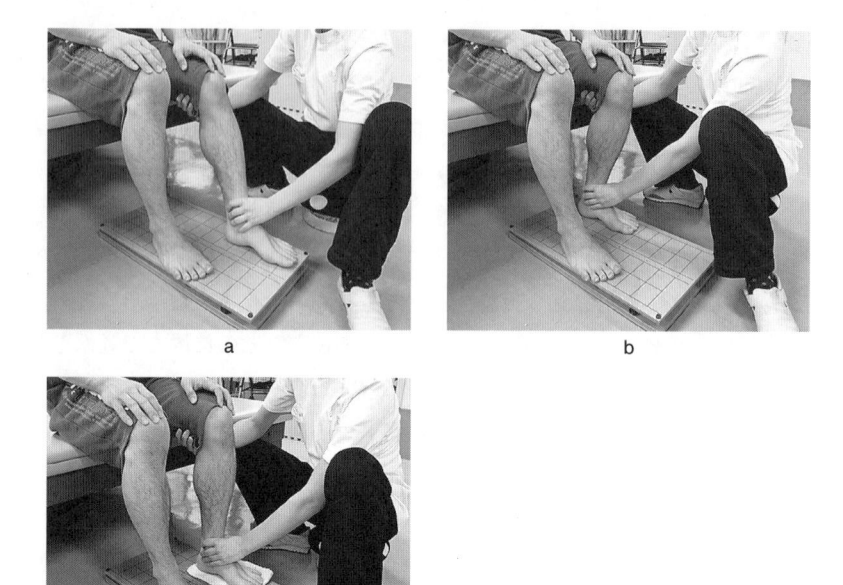

**図 3.42** 坐位で膝関節の運動覚（運動の距離）を識別させる訓練場面

坐位で傾斜板を使用し，他動的に膝関節を動かし，どの程度屈曲（a→b）または伸展（b→a）しているのかを識別させる．この課題では，セラピストは患者の大腿の重さを介助し，わずかな運動単位の動員を確認できるようにしておく．たとえばこの課題で，患者の注意が足底の触覚や摩擦，および膝関節の運動速度に向けられていると，距離の誤認や大腿四頭筋およびハムストリングス，下腿三頭筋の伸張反射の出現を確認できることがある．セラピストは，大腿の介助量の調節や足底にタオルやベビーパウダーを敷くなど，足底に生じる摩擦を軽減させる課題設定（c）や，非麻痺側と比較させることで，患者の選択的注意を膝関節の運動覚に焦点化させ，適切に距離を認識させていく必要がある．



3.43a,b)．次に，膝関節屈曲に伴い，踵が離床するのは課題4（図3.42）で認識したどの距離であるかを識別させる．また，セラピストは膝関節の屈曲に伴い足関節背屈が強調されるが，この際，下腿三頭筋の伸張反射が適切に制御されているかを確認しておかなければならない．このような課題によ

セクション［2］　下肢の運動麻痺に対するリハビリテーション

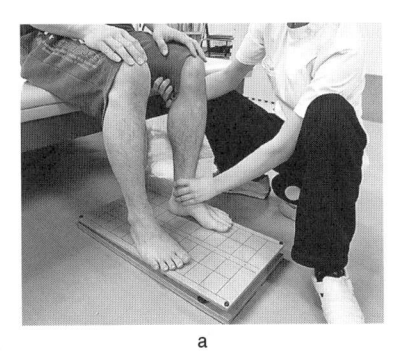

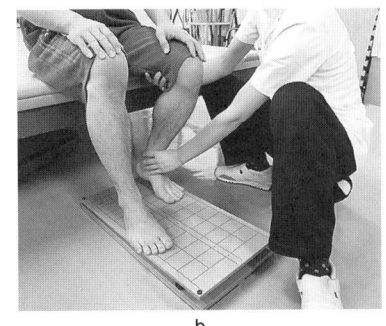

**図3.43　膝の運動に伴う足底圧の変化を識別させる訓練場面**

膝関節の屈曲または伸展に伴う，足底の離床，および前足部または踵への圧移動の変化を識別させる（a→b）．膝関節の運動覚への選択的注意が可能になり，距離を適切に認識可能になると，立脚期に必要な運動覚と足底の触圧覚の変化との関係性についての情報を構築させていく課題へと移行させていく．たとえばこの課題では，患者が膝関節の運動覚と足底の摩擦や触圧覚に注意を分配できず，膝関節の屈曲角度の増加に伴う踵の離床が認識できないといった認知過程の異常を呈する場合がある．

り，立脚後期における体重移動と足底圧の変化の関係づけに関する情報処理の認識を促していく．

◆課題6：母趾球における触覚を識別させる課題
**方法**：緩衝機能の獲得に向けた課題4（図3.36）と同様の手続きの中で，特に足底の母趾球に対する触覚の識別能力を観察する．

---

### 下肢の中等度・軽度な運動麻痺に対するリハビリテーション

　下肢の中等度・軽度の運動麻痺を呈した患者に対するリハビリテーションでは，特に股関節内転筋，膝関節伸展筋，下腿三頭筋など下肢伸展筋群への異常な連合反応，共同運動パターン，運動単位の動員異常といった自動運動の異常を制御することが目的となる．つまり，前頭葉の高次運動野から一次運動野に至る脳の運動出力に向けた情報処理能力を評価する．これらの観察によって，伸張反射の異常を認めた身体部位と自動運動による異常な運動の

## セクション［2］　下肢の運動麻痺に対するリハビリテーション

出現部位という末梢と中枢における異常な運動に対する情報処理能力の関係を把握する．たとえば，股関節内転筋や足関節底屈筋の伸張反射の亢進が著明であることによって，股関節外転や足関節背屈の自動運動が阻害されていると考えられる．このように解釈すると，他動運動によって伸張反射の異常を制御させる課題を行うことと，自動運動を制御させる課題を行うことが，あくまでも随意運動を制御させていく課題の一環として考えられ，課題の難易度を設定することができる．

　これらの筋の自動運動が制御困難である患者の多くは，歩行など下肢の筋出力が伴った際の下肢の位置関係や足底の触覚に注意を向け認知できず，自由度をもたせた姿勢制御が困難な状態である．これは，歩行の制御に必要な足底からの感覚情報に基づいて，下肢伸筋群の運動単位の動員に対する予測が困難であり，結果として，過剰な筋出力を伴うためであると考えられる．したがって，セラピストは患者が認識可能である差異と認識困難である差異の程度（最近接領域）を評価する必要がある．最近接領域を境界に，他動運動から自動介助運動，自動運動へと関節覚の認識が可能であり，かつ異常な運動パターンを出現させない運動範囲で，随意運動の発現を促すための治療課題を実施していく（課題1）．

　当院では自動介助運動によって，運動単位の動員を求める前段階の課題として，ストップ課題[27,28]を実施している．たとえば，ストップ課題とは，セラピストが他動運動により麻痺側膝関節を伸展させながら，患者に課題前に指定した目標角度で静止の合図（解答）を求める課題である．大植ら[27,28]は，fNIRSを用いた研究で，ストップ課題では一次感覚運動野が賦活することを報告しており，運動覚の入力よりも自動運動に必要な脳の情報処理過程が関与すると考えられている．運動出力を伴う運動覚の認知の低下に関する脳科学的解釈としては，注意の分配，ワーキングメモリーに基づいた感覚と運動の認知に必要な脳の情報処理過程（知覚―注意―記憶―判断―言語）の活性化が必要である．したがって，脳の情報処理過程を考慮して認知課題の難易度を設定する際には，他動運動による識別課題からストップ課題，ストップ課題から自動介助運動による識別課題へと段階づけている．

　これらの手続きを考慮し，訓練では，股関節，膝関節，足関節における筋

## セクション [2] 下肢の運動麻痺に対するリハビリテーション

出力を伴う体性感覚フィードバックにも注意を分散させ，患者自身に坐位から立位での課題にも適応可能な下肢筋群の自動運動時の適切な運動先行・予測型の皮質脊髄路の発火を学習させることが目的となる（課題2）．

≪目的動作：到達機能（遊脚期）≫
◆課題1：股・膝・足関節の運動覚を識別させる課題（運動の距離）
方法：先に述べた到達機能における課題2（図3.33）において，他動運動による運動覚のフィードバックの認知が可能になると，次に患者には認知可能となった距離の中から，運動覚の予測を重視した課題へと変更していく．たとえば，5択の距離の中から，どれか1つの角度における運動覚を予測させる．その後，実際にセラピストの他動運動によって動かされた位置と同じか否かを解答させる課題である．これは先ほどのフィードバック重視の課題では運動覚の入力に伴い解答できるが，予測重視の課題では，患者はあらかじめ入力されていない運動覚を脳内で予測する必要がある．したがって，セラピストはフィードバック重視の頭頂葉を中心とした運動の組織化から，予測重視の前頭前野を中心とした運動の組織化へと，患者の脳の情報処理過程を導けるように工夫することが重要である．

次に，ストップ課題へと移行させていくが，ストップ課題では，患者は運動開始から終了までの情報を認識し続ける必要があり，他動運動による終了位置の識別とは異なり，主に動いた結果に注意が向けられ，距離を短く誤認することが多い．誤認時には，セラピストは患者が注意を運動の開始から終了まで適切に持続させ，距離を知覚するというように，随意運動発現に向けてより能動的な知覚仮説を立てられるようにしていく．ストップ課題によって，患者が自己身体の関節覚の距離を細分化して認知可能となるに従い，患者が収縮させられる最小限の運動単位の動員を求める自動介助運動による識別課題へと移行させていく（第2段階の課題）．

第2段階の課題で重要なことは，患者が運動覚の距離を認知できる範囲で，運動単位の動員を求めていくことである．たとえば，患者に課題前に指定した目標角度で静止するように指示し，股関節外転の運動単位の動員を求めるが，患者自らの筋収縮では関節運動が不十分であったとする．セラピストは

## セクション［2］　下肢の運動麻痺に対するリハビリテーション

患者の自動運動による筋収縮に合わせて，他動的に股関節外転運動を介助するのである．つまり，第2段階の課題では，患者は運動覚の認知という感覚的側面と，運動単位の動員という運動的側面の両者に注意を選択，持続，分配し，感覚と運動を同時に認知する必要がある．運動単位の動員を求めることで，患者の注意は運動的側面への比重が大きくなり，感覚的側面が小さくなる傾向がある．したがって，運動単位の動員に伴い，ストップ課題で認知可能であった運動覚の距離を誤認する際には，運動単位の動員が過剰ではないか，患者の注意は運動覚の認知と運動単位の動員の両者に適切に分配できていたかということを確認することが必要である．セラピストは，運動単位の動員が患者にとって過剰である際には，連合反応や共同運動パターンなどの運動の異常として出現されるため，触診によって筋の収縮度合いも含めて確認しておく．

自動介助運動による識別課題によって患者が適切に運動覚の距離を認知しながら運動単位の動員が可能となるに従って，患者の注意を徐々に運動的側面に多く分配させ，自らが収縮させられる最大限の運動単位の動員を求める自動運動による識別課題へと移行させていく（第3段階の課題）．第3段階の課題で重要なことは，患者が異常な運動パターンを出現させない範囲で，運動単位を動員させられているかということである．つまり，第3段階の課題では，患者は運動覚の認知は可能であり，主に運動単位の動員という運動的側面に注意を向け，異常な運動が出現しない範囲で運動を制御する必要がある．たとえば，患者が股関節外転自動運動が可能となってきた際にも，セラピストは自動運動による運動覚の距離の認知が適切に可能であるか，その際の関節運動の速度はどのくらいかということまで確認しておかなければならない．制御可能な運動速度をもとに，立位や歩行などの動作において，患者が自ら制御できる動作の速度を認識させていくことも考慮しておく．

◆課題2：股・膝・足関節の位置関係を識別させる課題
方法：先に述べた到達機能における課題3（172ページ）によって，下肢全体の身体各部の位置関係について注意を分散させ，坐位・立位における水平面および矢状面での位置関係が認識可能であることを確認しておく．その後，非麻痺側上肢で平行棒を支持した立位を保持させ，麻痺側下肢を一足分

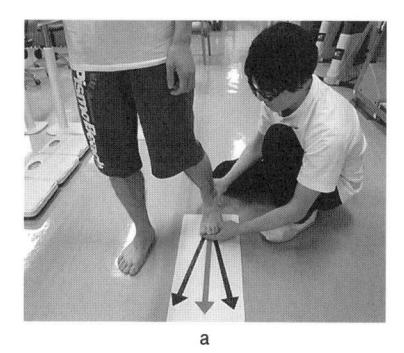

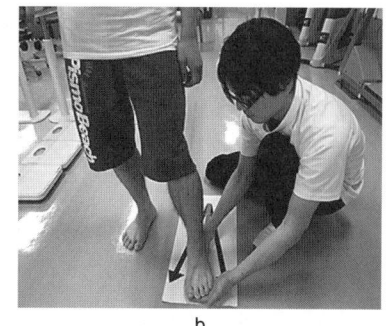

セクション[2] 下肢の運動麻痺に対するリハビリテーション

**図3.44 立位で股・膝・足関節の位置関係を識別させる訓練場面**

平行棒内立位で他動的に下肢を動かし，どの方向の矢印に動かされているのかを識別させる．たとえばこの課題で，股関節外旋位を内外旋中間位にすることが困難である患者は，足先の向きへの注意により下肢の進行方向を実際より内側に誤認することがある．立位での注意の分配や股関節の内外旋の制御が困難である場合は，股関節内外転の運動覚の距離を識別させる課題（図3.33）や，足・膝・股関節の空間的な位置関係を識別させる課題（図3.37）などで，下肢全体を含むグローバルな課題に対する注意や知覚，イメージといった認知過程の活性化のさせ方を再度確認しておく必要がある．

他動的に後方へ誘導する．セラピストはいくつかの異なる方向の矢印が描かれた紙を患者の足底に設置しておき，任意の方向へ他動的に動かし方向を識別させる（図3.44）．患者にはどの方向の矢印であるかがわかった時点で，進行方向時にはそのまま運動単位の動員を求め，自ら遊脚期における運動の制御を求める．

≪目的動作：緩衝機能（踵接地期～足底接地期）≫
◆課題1：足関節の運動覚を識別させる課題（運動の距離）
方法：先に述べた到達機能における課題1（187ページ）と同様の手続きで，他動運動による運動の予測を重視した識別課題，ストップ課題，自動介助運動による識別課題，自動運動による識別課題へと難易度を考慮して実施する．患者が運動単位の動員が可能になってくると，縦軸および横軸不安定板を自動介助または自動運動によって水平に保持させ続け，運動覚の認識に加

えて，足関節底背屈および内外反に関与する筋群の運動単位の動員と発火頻度の制御という皮質脊髄路の発火を学習させていく．

◆課題2：足底で圧覚を識別させる課題
**方法**：患者を坐位にし，道具は硬さの異なるスポンジと台を使用する（図3.45）．セラピストは，患者に前足部または踵で硬さの異なるスポンジを踏むように支持し，スポンジの硬さ（圧覚）の違いを識別させる．患者にはおのおののスポンジが前足部または踵に押し当てられれば，どのような圧覚が得られるかの予測（知覚仮説）を立てさせ，言語化させる．その後，閉眼を求め，実際に踏んだスポンジがどの硬さのスポンジであるかを識別させる．

◆課題3：足底で触覚（素材）を識別させる課題
**方法**：患者を坐位にし，道具は材質の異なるさまざまな素材を使用する（図3.46）．セラピストは患者に素材の種類を視覚的に確認させ，おのおのの素材を足底に接触させ，前後方向に患者が膝関節を自ら動かせる範囲で自動運動を求める．患者には，膝関節の運動と足底の触覚への注意の分配を求め，膝を動かしながら足底に素材が触れた際に，どのような感覚情報が得られるかの予測（知覚仮説）を立てさせ，言語化させる．患者には閉眼を求め，摩擦抵抗の違いによってどの素材が接触しているのかを識別させる．

≪目的動作：支持機能（立脚中期）≫

ここでは中等度・軽度な運動麻痺を呈した患者に，荷重といった下肢の運動単位の動員を求める際に実施する課題を呈示する．支持機能を獲得する際に必要な運動制御としては，膝関節で重心の上下移動を認知する機能，下肢で体重量と左右配分を認知する機能（課題1），下肢で重心移動を認知する機能（課題2）などの獲得が必要である．これらの機能を獲得するためには，まず，頭頂連合野（特に5野・7野）における身体の位置関係の認識に必要な情報処理が求められる．次に，視覚的および体性感覚的に認知した身体部位間の関係性に基づき統合された身体イメージの形成に伴い，身体を支持するために必要な下肢の実際の運動単位の動員に向けた運動プログラムや運動先行・予測型の活動準備をさせていく．

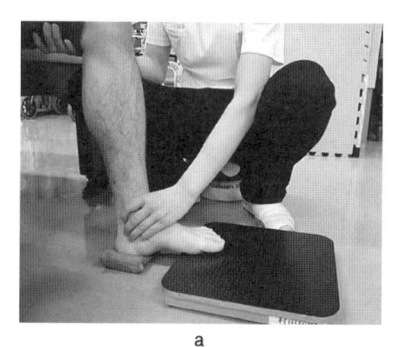

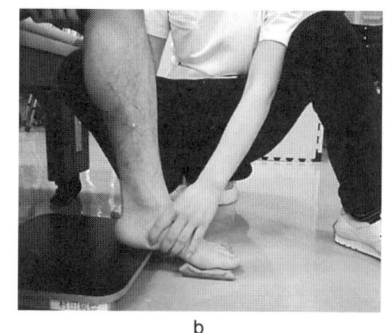

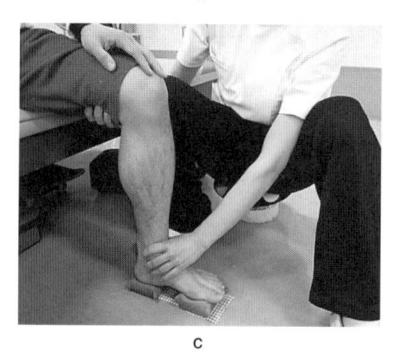

セクション [2] 下肢の運動麻痺に対するリハビリテーション

**図 3.45 坐位での足底の圧覚を識別させる訓練場面**

a：前足部に対して踵を背屈方向に運動させることで，踵でどの硬さのスポンジを踏んでいるのかを識別させる．
b：踵に対して前足部を底屈方向に運動させることで，前足部でどの硬さのスポンジを踏んでいるのかを識別させる．
c：踵から前足部に向かって順にスポンジを接触させ，おのおのの部位でどの硬さのスポンジを踏んでいるのかを識別させる．

坐位で自動介助運動により，足底に接触したスポンジの硬さを識別させる．セラピストは患者の大腿の重さを介助することに加え，足背への触診で異常な運動単位の動員の有無を確認しておく．たとえばこの課題で，患者の注意が足関節の運動単位の動員に向けられ，スポンジを硬く誤認した際は，運動単位の動員過多により床の硬さも含めて知覚していた場合であり，柔らかく誤認した際は，スポンジから得られる圧よりも運動単位の動員の低下によりスポンジの硬さを適切に認識できなかった場合である．aでは緩衝機能の中でも，足先に対して踵が落下しながら床の硬さを知覚する踵接地時を想定しており，bでは踵に対して前足部で圧を知覚する足底接地時を想定した課題である．cではaとbにおける足関節の運動制御を前提とし，時系列的な運動制御も含めた認知過程の活性化が必要となる．

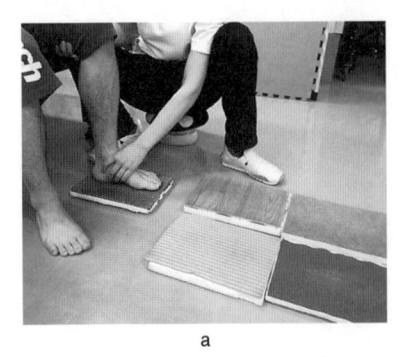

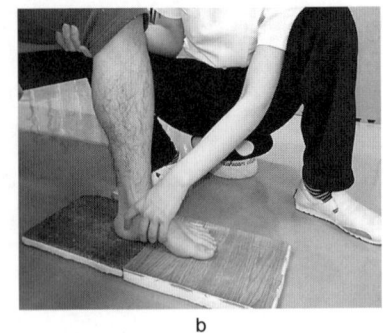

セクション［2］　下肢の運動麻痺に対するリハビリテーション

**図3.46　坐位で足底の触覚（素材）を識別させる訓練場面**
a：素材に対して足底を前後方向に他動的に運動させることで，足底がどの素材に触れているのかを識別させる．
b：足底の前後または内外に対して異なる素材を他動的に接触させ，おのおのの部位にどの素材が触れているのかを識別させる．
bでは，踵から前足部への歩行中の接触面の変化についての順序性を考慮する．たとえば，足底前後の素材の認識が可能になった後に，踵から前足部にかけてどの素材からどの素材に変化したかという時系列への注意と記憶の活性化も加えて識別させることも可能である．


◆課題1：下肢で体重量と左右配分を識別させる課題
**方法**：患者を平行棒内立位にし，道具は体重計を2つ使用する．セラピストは患者の骨盤の両側を把持し，患者には他動的に左右へ動かされた際に，足関節，膝関節，股関節，体幹の垂直方向への位置関係を保持する運動単位の動員を行うように指示する（図3.47）．患者には麻痺側へ動かされた際に得られる体重量という感覚情報の予測（知覚仮説）を立てさせる．その後，患者には実際に動かされた際の，麻痺側の体重量を患者が認知可能である差異（たとえば，10 kg，20 kg，30 kgの3択）で識別させる．次に，体重量の予測を重視した課題へと変更していく．たとえば，3択の距離の中から，どれか1つの体重量における荷重感覚を予測させる．その後，実際にセラピストの他動運動によって動かされた位置における荷重量と同じか否かを解答させる課題である．さらに，ストップ課題，自動運動による識別課題へと移行させていくが，セラピストは異常な連合反応や共同運動パターンといった異常

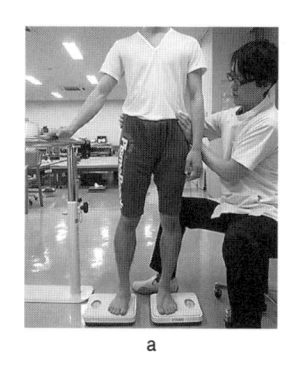

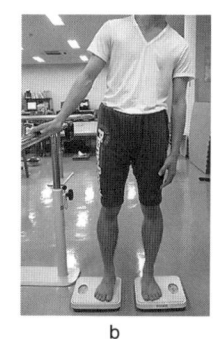

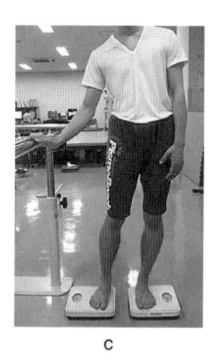

セクション［2］　下肢の運動麻痺に対するリハビリテーション

**図3.47　立位で下肢の体重量と左右配分を識別させる訓練場面**

平行棒内立位で他動的に骨盤と肩峰の垂直性を保持したままの姿勢で体重移動を促し（a），麻痺側下肢にどの程度荷重されているのかを識別させる．患者には実際に動かされた際の，麻痺側の体重量を患者が認知可能である差異（たとえば10 kg, 20 kg, 30 kgの三択）で識別させる．たとえばこの課題で，患者の注意が主に麻痺側下肢の荷重量のみに向けられ体重量を誤認している際は，非麻痺側下肢の過剰な運動単位の動員や，肩峰の左側への移動に伴う骨盤の移動低下（b），もしくは骨盤の左側への移動に伴う体幹の右屈（c）といった代償動作が確認されることがある．

な運動を出現させずに認知可能である体重量を，患者とともに確認しておく必要がある．

◆課題2：下肢で重心移動を識別させる課題
**方法**：患者を麻痺側が前とした平行棒内立位にし，道具は体重計を3つ使用する（図3.48）．患者には他動的に麻痺側へ動かされた際に，足関節，膝関節，股関節，体幹の移動に伴う運動単位の動員を行うように指示する．患者には麻痺側の踵から前足部に重心が移動する際に得られる足底前後の体重量という感覚情報の予測（知覚仮説）を立てさせる．その後，患者には実際に動かされた際の，麻痺側足底の前後の体重量を患者が認知可能である差異（たとえば，前足部10 kg, 踵20 kgなど）で識別させる．セラピストは異常な連合反応や共同運動パターンといった異常な運動を出現させずに認知可能である範囲で足底前後の体重量の識別を求めていく．手続きとしては，先に述べた支持機能の課題1（図3.47）と同様に難易度を調整していく．

193

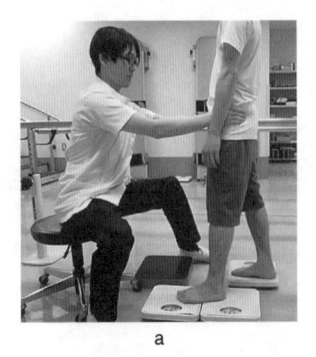

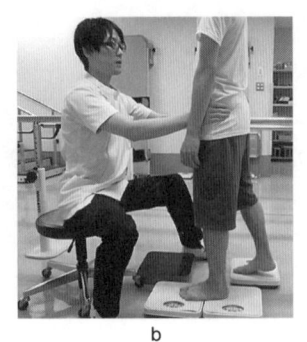

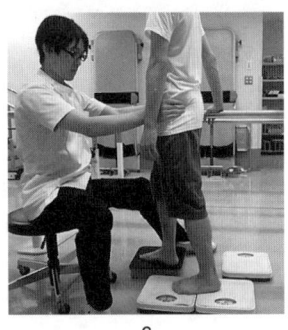

セクション［2］　下肢の運動麻痺に対するリハビリテーション

**図3.48　立位で下肢の重心移動を識別させる訓練場面**
a：麻痺側を前とした平行棒内立位での骨盤からの体重移動を介助する．
b：体重移動に伴う麻痺側足底前後における体重量をおのおの識別させる．
c：患者が麻痺側下肢において，最も支持可能な体重配分で非麻痺側下肢をステップさせ，実際の重心移動に伴う麻痺側下肢の支持能力を観察する．
たとえばこの課題で，患者が麻痺側足底の前後の体重量に注意を配分できず，主に前足部の体重量のみを知覚し，膝関節・股関節の荷重が遅れると，非麻痺側下肢のステップのタイミングに遅れが生じ，かつ立脚時間が短縮されるという現象が観察されることがある．したがってセラピストは患者自身が踵から膝関節・股関節および体幹にかけて最も支持可能なアライメントと体重配分を確認し，非麻痺側のステップを求めることが必要である．

≪目的動作：推進機能（踵離地期～足先離地期）≫
　ここでも中等度・軽度な運動麻痺を呈した患者が，荷重の際に必要な前足部への体重移動に適応するための下腿三頭筋を中心とした運動単位の動員量を識別させる課題（課題1），および足を地面から離すために必要な踵離地

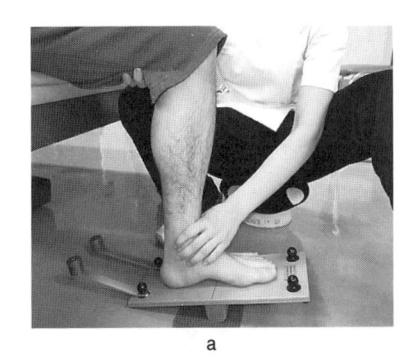

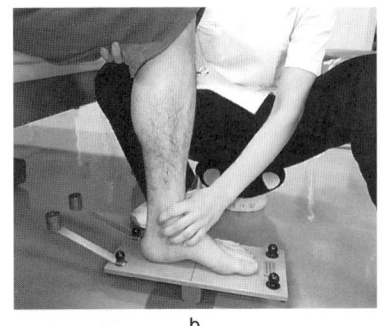

セクション［2］　下肢の運動麻痺に対するリハビリテーション

**図3.49　坐位で足関節の重量覚を識別させる訓練場面**

坐位で横軸または縦軸の不安定板と錘（たとえば写真の錘は75 g／個が4個）を使用する．患者には自動運動による足関節の背屈位から底背屈中間位方向への求心性収縮（a→b）または底背屈中間位から背屈位への遠心性収縮（b→a）を求め，どの程度の錘が載せられているのかを識別させる．この課題では，セラピストは患者の大腿の重さを介助で軽減させ，前脛骨筋など，他の筋への異常な運動パターンが出現していないかを触診しておく．重量の識別では，呈示した重さに対して，患者の運動単位の動員量が多いと軽く知覚し，少ないと重く知覚するという特徴がある．たとえば患者が重量を誤認するという場合では，患者の注意が主に運動単位の動員量に向けられ，異常な運動パターンが出現しているという現象が触診でも確認できる場合がある．


に伴う床との距離を識別させる課題（課題2）を呈示する．
◆課題1：足関節の重量覚を識別させる課題
**方法**：患者を坐位にし，道具は錘を設置できるようにした横軸および縦軸不安定板を使用する（図3.49）．セラピストは患者におのおのの錘の重さを体性感覚で確認させ，横軸（縦軸）不安定板上の足関節を自動運動によって底屈（外反）させた際に，どのような筋感覚が得られるかの予測（知覚仮説）を立てさせ，言語化させる．患者には閉眼を求め，実際の下腿三頭筋（長短腓骨筋）の運動単位の動員量の違いによってどの錘を持ち上げているのかを識別させる．重量の識別では，呈示した重さに対して，患者の運動単位の動員量が多いと軽く知覚し，少ないと重く知覚するという特徴がある．患者が重量を誤認するという場面では，患者の注意が主に運動単位の動員量に向けられ，異常な運動パターンが出現しているという現象が触診でも確認できる．

セクション[2] 下肢の運動麻痺に対するリハビリテーション

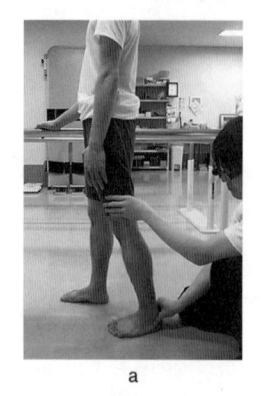

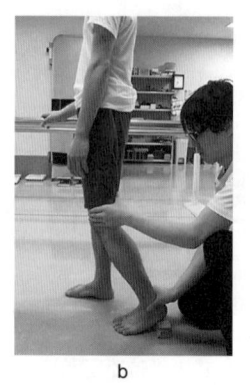

図3.50 立位で下肢における床と踵の距離を識別させる訓練場面

麻痺側を後ろとし，非麻痺側での荷重による平行棒内立位で木製直方体を4枚使用する．患者の下肢を他動的に動かし，足趾MP関節伸展による床と踵との距離を板の枚数を介して識別させる．たとえばこの課題で，患者は麻痺側下肢において足趾MP関節の伸展（図3.41）により生じる踵と床の距離に対する注意と同時に，骨盤と肩峰の垂直性を保持した非麻痺側への体重移動（図3.40）を制御する必要がある．患者の注意が足趾MP関節の運動覚に向けられず，伸展距離を認識困難である際は，足先が床にひっかかり，骨盤挙上を伴う代償的な分回しによる振り出しとなることが多いので，注意しておく必要がある．

◆課題2：下肢で床と踵の距離を識別させる課題
**方法**：患者を麻痺側が後ろとした平行棒内立位にし，道具は等間隔の幅である木製直方体の板を4枚使用する（図3.50）．セラピストは他動的に患者の麻痺側股関節，膝関節を屈曲，足関節を内外反中間位で底屈させ，踵を床から離していき，足趾MP関節を伸展位とした立位を保持させる．踵と床の間に高さを板1枚から4枚まで挿入し，下肢でどのような体性感覚が得られたのかを言語化させる．次に，言語化させた体性感覚情報をもとに，セラピストが挿入した板の任意の高さについて識別させる．踵と床の高さについての認識が可能となってくれば，患者にどの高さの時に，母趾球を中心とした前足部への荷重がなされ，到達機能へ移行させやすいかを確認しておく．

## 3 症例を通じて

①症例報告：分回し歩行を呈した脳卒中片麻痺症例の下肢に対するリハビリテーション

中等度の運動麻痺を呈した片麻痺患者の分回し歩行という歩行障害に対して，膝関節および足関節の運動機能特性を中心とした病態解釈，訓練仮説，訓練課題の実際について述べていく．

≪症例紹介≫
- 年齢・性別：60歳代女性（右利き）
- 診断名・障害名：右内包後脚・放線冠領域のラクナ梗塞・左片麻痺
- リハビリテーション経過：発症後約1か月経過しており，発症からの経過について，日時や内容を言語で適切に説明可能．車椅子での起居移乗動作は自立．

≪身体機能評価≫
- BRS：上肢Ⅲ，手指Ⅲ，下肢Ⅳ（臥位で下肢伸展挙上，坐位で膝関節伸展，足関節背屈可能，膝関節屈曲困難）
- 深部感覚（関節覚）：軽度鈍麻
 他動運動による運動の有無や方向，距離の認識は股関節，膝関節，足関節，足趾MP関節で可能であったが，膝関節屈曲では自動運動にて距離を誤認していた．
 股関節，膝関節，足関節の3関節間の空間位置の認識では，他動運動では認識可能も，自動介助運動，自動運動では誤認していた．
- 表在感覚：軽度鈍麻
 足底の前後左右における触圧覚の認識は良好．
- 高次脳機能障害：特に認められない．
- 歩行：平行棒および，四点杖を使用し，3動作前型軽介助レベルであった．
 遊脚期には軽度の骨盤挙上を伴う分回し歩行を呈していた．

◎伸張反射の異常：
- 臥位で股関節中間位から外転位にかけて軽度認めた．

## セクション[2] 下肢の運動麻痺に対するリハビリテーション

- 坐位で膝関節伸展位から屈曲位にかけて大腿四頭筋に軽度認めた．
- 坐位で膝関節屈曲位の足関節中間位から背屈位で，下腿三頭筋に軽度認めた．
- 臥位で膝関節伸展位の足関節中間位から背屈位で，下腿三頭筋に中等度認めた．

◎異常な連合反応
- 坐位で膝関節伸展（大腿四頭筋）に伴う足関節底屈筋（下腿三頭筋）に認めた．
- 坐位で，膝関節屈曲（ハムストリングス）に伴う足関節背屈・内反筋（前脛骨筋）に認めた．
- 坐位で，足関節背屈・内反に伴う股関節屈筋（腸腰筋）に認めた．
- 立位で，股関節屈曲や股関節中間位での膝関節屈曲時に，足関節背屈・内反筋，麻痺側上肢屈筋群に認めた．

◎共同運動パターン
- 坐位での股関節屈曲時に，股関節外旋，膝関節屈曲，足関節背屈が出現した．

◎運動単位の動員異常
- 坐位，立位での股関節屈曲，膝関節屈伸，足関節背屈のみを分離させた動員が困難．
- 臥位での下肢伸展挙上，坐位での股関節屈曲，膝関節屈伸，足関節背屈・底屈では，非麻痺側と比べて，動員量（リクルートメント），発火頻度（レイトコーディング）の低下を認めた．

≪動作観察≫
◎起立から立位：自立レベル
- 荷重に伴う麻痺側下肢伸筋群・麻痺側上肢屈筋群の連合反応を制御し，左手掌面を体側に接触させた状態で保持可能．
- 起立後，左右下肢への荷重を自己にて配分し，体幹の回旋や非麻痺側上肢を動的に制御可能である．しかし，非麻痺側を一足分前にしたステップを求めると，麻痺側への荷重時に下腿三頭筋の運動単位の動員の遅延（動員量：リクルートメント，発火頻度：レイトコーディング）に伴う膝関節の

## セクション［2］ 下肢の運動麻痺に対するリハビリテーション

動揺を認め，体幹が前屈位，麻痺側股関節が屈曲位，膝関節が過伸展位での立位保持となった．
◎歩行：四点杖および平行棒を使用し，3動作前型軽介助レベル
　歩行観察では非麻痺側下肢，非麻痺側上肢，麻痺側下肢の手順で，麻痺側立脚後期から遊脚期にかけて観察していく．

・推進機能（踵離地期～足趾離地期）
　麻痺側への荷重に伴う膝関節の動揺を認め，股関節外旋，屈曲，足関節底屈，内反位から膝関節は受動的に屈曲するが，足趾MP関節の受動的伸展は認められなかった．その結果，母趾球での踏み切りが乏しく，軽度分回しと足底外側のすり足による代償的な下肢の振り出しとなっていた．つまり，足を地面から離す機能では，下腿三頭筋の遠心性収縮の制御が困難である結果，足趾MP関節を支点としたフォアフットロッカーの作用が消失しており，足で地面を踏み切る機能では，身体位置の変化に伴う母趾球に向けた足底圧の移動が困難な状態であった．

・到達機能（遊脚初期～遊脚終期）
　体幹軽度右側屈位で骨盤を軽度挙上させ，股関節を屈曲・外旋，膝関節を伸展させることで下肢を前方へ振り出す．足部は前足部を床に擦り，足関節の背屈は出現しなかった．つまり，推進機能の不全の影響を受け，足を地面から持ち上げる機能で，股関節と膝関節の同時屈曲が認められない結果，下肢を方向づける機能において，軽度の骨盤挙上を伴う分回しを呈していた．さらには足の接地点を決定づける機能でハムストリングスによる膝関節のブレーキング機能に支障をきたしていた．

・緩衝機能（踵接地期～足底接地期）
　足底全面接地後，麻痺側足関節上に膝関節，股関節を移動させようとするが，体幹の移動は乏しい状態である．つまり，推進機能，到達機能の不全の影響を受け，踵を地面に接地する機能や足底を地面に接地する機能が適切に作用できず，踵接地の消失やヒールロッカーの作用に支障をきたしていた．

・支持機能（立脚中期）
　骨盤や体幹の前方移動が乏しく，体幹が軽度前屈，左回旋し，麻痺側股関節は屈曲，膝関節は伸展，足関節は底屈方向へ移動する．この時，麻痺側膝

## セクション［2］ 下肢の運動麻痺に対するリハビリテーション

関節が過伸展位となり、立脚後期へ移行する。つまり、推進機能、到達機能、および緩衝機能の不全の影響を受け、アンクルロッカーの作用を伴った片脚で体重を保持する機能が発揮できず、体幹の前屈による代償で前方への移動がなされている状態であった。

・**各感覚モダリティの認識に対する本症例の認知過程の異常における特徴**

**運動覚と圧覚の変化の関係性の認識**：坐位で、膝関節伸展では足底圧は踵に、膝関節屈曲では足底圧は足先に移動するという膝関節の他動運動に伴う足底圧を関係づけた認識は可能であったが、自動介助運動、自動運動では認識の低下を認めた。

**重量覚**：足関節背屈位から底背屈中間位への自動運動（下腿三頭筋の求心性収縮）で下腿三頭筋の力量感覚に注意を向け、0 g、150 g、300 gの錘の差異の認識が可能であった。（図3.49参照）

足関節中間位保持から背屈位への自動運動（下腿三頭筋の遠心性収縮）で0 g、150 g、300 gの錘の差異を誤認していた。この際、本症例は、「つま先の力の入り方に気をつけている」と記述していることから、下腿三頭筋の力量感覚の増減よりも、足底圧の増減により注意を分配し、重量覚を誤認した結果、大腿四頭筋・前脛骨筋への連合反応を呈していた。

≪**病態解釈**≫

本症例の下肢の運動麻痺は、内包後脚・放線冠領域のラクナ梗塞により、大脳皮質運動野から脊髄前角細胞に至る下行線維を損傷したものの、後脚後方に位置する下肢では上肢や手指の運動線維より損傷は軽度であった。また、脊髄後角細胞から大脳皮質感覚野に至る体性感覚の上行性線維に関しては、内包後脚の最後方であることから下行性運動線維よりも損傷を免れ、感覚障害は軽度であった。

しかし、本症例は、他動運動による膝関節屈曲の運動覚の認識時に、自動介助運動、自動運動で誤認しており、運動を伴うことで入力される感覚を記憶して保持しておくことよりも出力するべき運動に注意がより分配されていたと考えられた。つまり、注意の分配、ワーキングメモリーに基づいた感覚と運動の認識に必要な脳の情報処理過程（知覚―注意―記憶―判断―言語）の活性化が困難である結果、入力される運動覚における知覚の低下を認めた

## セクション[2] 下肢の運動麻痺に対するリハビリテーション

のではないかと考えられた．

　また，非麻痺側を一足分前にステップする際の麻痺側への荷重時に，麻痺側膝関節の動揺を認めたことは，主に下腿三頭筋の遠心性収縮による運動単位の動員量，発火頻度がともに乏しい状態で荷重がなされたため，麻痺側下肢が十分な支持性を発揮できず，股関節屈曲，体幹前屈の代償を伴い，膝関節が過伸展位での立位保持となったと考えられた．

　以上より，本症例の分回し歩行は，①下肢の各関節の位置関係について運動を伴う運動覚（距離）の認識が低下することと，②運動に伴う足底圧の変化の認識が低下すること，③下腿三頭筋の遠心性収縮における運動単位の動員制御（運動イメージの生成）不全とが主な原因となって適切に推進機能が発揮されていない状態である．つまり，頭頂連合野において誤った体性感覚の知覚に基づく身体イメージが形成され，高次運動野における不適切な下肢の運動プログラムおよび運動イメージの生成に至り，異常な下肢の運動パターンが出現している状態であると解釈した．

≪訓練仮説≫

　本症例の分回し歩行に対して，病態解釈①②③より，以下の訓練仮説①，②，③を述べる．

①ストップ課題により他動運動中の膝関節屈曲の運動覚（距離）に適切な注意の持続を伴い，運動の開始から終了を認識させることで，実運動に必要な運動関連領域の活性化を図る．次に，運動の発現に必要な脳の準備状態を意識化させたうえで，異常な運動パターンが出現しない範囲で運動単位の動員と運動覚に注意を分配させ，運動と感覚を同時に認識するための脳の情報処理過程の活性化を図る．これらの手続きにより，頭頂連合野における運動覚の認識と高次運動野における運動プログラム（運動イメージ）の生成に基づいた実運動の制御が可能となるのではないか（図3.42：重度の運動麻痺に対する推進期の課題4を適用）．さらに，実運動を伴う運動覚の認識が向上してきた段階で，②実運動に伴う足底圧の変化を関係づけた課題を実施することで，適切に自動運動に伴う足底圧の変化を学習させることができるのではないか（図3.43：重度の運動麻痺に対する推進期の課題5を適用）．

③下腿三頭筋の遠心性収縮における運動単位の動員における予測的制御（運

## セクション［2］　下肢の運動麻痺に対するリハビリテーション

動イメージの生成）を向上させるために，知覚可能な重量覚の差異を識別させる．次に，識別可能な重量覚の一つを想起（運動イメージ）させ，実際の重量覚と比較照合させる手続きにより，頭頂連合野の活性化を中心とした重量覚の識別ではなく，高次運動野における実際の遠心性収縮に必要な先行・予測型の皮質脊髄路の発火を学習させることができるのではないか（図3.49：中等度の運動麻痺に対する推進期の課題1を適用）．

　以上の訓練仮説①，②，③に基づいた訓練を順に実施することで膝関節屈曲を伴う前足部の離床を図り，分回し歩行という歩容の改善を図っていく．

≪訓練①（検証①）≫（訓練場面は図3.42参照）
・膝関節屈曲の運動覚を識別させる課題（運動の距離）
・方法
　　身体部位：膝関節
　　制御すべき運動の異常要素：大腿四頭筋，下腿三頭筋の伸張反射の異常
　　　　　　　　　　　　　　　膝関節屈曲自動運動に伴う前脛骨筋への異常な連合反応
　　　　　　　　　　　　　　　膝関節屈曲の運動単位の動員異常
　　段階：自動介助運動
　　感覚モダリティ：運動覚
　　肢位：坐位
　　道具：傾斜板

①足底が接地可能な膝関節伸展位置を基準とし，本症例が認識可能な距離の差異（1マス分）で実施する．患者には視覚的に膝関節の角度と目盛りの位置を確認させ，おのおのの位置に膝関節を屈曲させるとどのような感覚が得られるかの予測（知覚仮説）を立てさせ，言語化させる．

Th：「膝の曲がり具合について1番と3番では，どのような違いがありましたか？」

Cl：「1番では膝がほんの少し曲がった感じがするだけですけど，3番では膝がより深く曲がった感じがしてきます」

②他動運動による膝関節屈曲の運動覚の認識は良好であるため，ストップ課題による適切な注意の持続を伴い運動の開始から終了を認識させる．言語化

## セクション[2] 下肢の運動麻痺に対するリハビリテーション

した中の運動覚の中で，任意の位置に動かされている最中の膝関節の運動をイメージさせてから，実際には他動運動による運動覚の識別を求める．その後，予測と実際の感覚と運動について，比較照合させ，差異を学習させる．

Th:「今から目を閉じた状態で，先ほど確認した1番と3番の中で，3番の位置に私が膝を動かしますので，膝が動き始めてから3番の位置まで曲がって止まるまでの感覚を頭の中で思い浮かべて下さい」

Cl:「・・・(運動イメージを想起中)．イメージできました」

Th:「それでは3番の位置まで膝が曲がってきた時点でストップと言って下さい」

Cl:「・・・(他動運動で3番の位置まで来た時点で) ストップ」

Th:「今，私に止めさせた位置は，あなたが思い浮かべていた膝の感覚と同じですか？」

Cl:「はい．さっき思い浮かべていた位置と同じだと思います」

③セラピストが指定した位置で，ストップ課題による識別が可能となってきたら，患者自身に記憶している運動覚を選択させてストップさせ，より自らの予測（イメージ）に基づいた識別が要求されるストップ課題を実施する．

Th:「1番か3番のどちらの位置でストップさせるかあなた自身で決めて，その位置まで膝が動き始めてから止まるまでの感覚を頭の中で思い浮かべて下さい」

Cl:「・・・(運動イメージを想起中)．イメージできました」

Th:「それでは，私が膝を動かしますから，思い浮かべている位置まで膝が曲がってきた時点でストップと言って下さい」

Cl:「・・・(他動運動で1番の位置まで来た時点で) ストップ」

Th:「あなたが思い浮かべていた位置は3番の位置ですか？」
　　（セラピストが意図的に異なる位置を問いかけ，患者のイメージの整合性を判断する）」

Cl:「いいえ．私が思い浮かべてストップさせた位置は1番です．
　　（患者自身が運動イメージの整合性を判断できている）」

④上記のようにストップ課題による運動覚の認識が可能となってきた時点で，運動単位の動員を求める段階に移行させ，自動介助運動による識別課題

## セクション［2］　下肢の運動麻痺に対するリハビリテーション

を実施する．
Th：「次は，ストップ課題と同じ答え方ですが，それに加えて足首に余計な動き（連合反応）が生じない範囲で，あなた自身も少し力を入れながら位置を答えて下さい．はじめは，3番の位置まで私が9割介助するので，あなたは1割だけ力を入れるつもりで力を入れて膝が3番まで動いたらストップと合図して下さい」
Cl：「・・・（1番と3番の間である2番の位置で）ストップ」
Th：「少し短く感じたようですが，完全に動かされてストップさせる課題と何が違いますか？」
Cl：「動かされるだけなら，位置の感覚だけに集中できますが，自分でも動かすとなると，どうしても位置より動かす感覚の方に注意がとられてしまいます」

≪経過と結果①≫
　上記の課題の中で，本症例にどの位置までなら膝関節の運動覚の認知と，運動単位の動員という両者に注意を選択，持続，分配し，感覚と運動を同時に制御できるかを記憶させた．記憶した位置を境界として，セラピストは本症例に指示した位置に対する運動の予測を求め，実際に指示した位置までの筋収縮を伴った識別をさせた．その結果，運動覚の適切な認識を伴いながら，徐々に膝関節屈曲の自動運動による可動域の拡大を認めた．異常な連合反応を出現させずに自動運動が可能な時は，「膝の動きがわかる範囲で，力を入れ続けるとうまく動かせます」，また，「膝はうまく動かせるようになったけど，足の裏が離れたのはどの位置かと言われるとよくわからない」という本症例の知覚仮説に関する記述が確認された．この結果より，膝関節屈曲の運動覚の認知と，運動単位の動員という感覚と運動を同時に制御するための空間課題における認知過程の活性化能力は向上したと考えられた．しかし，歩行の推進期においては，前足部の離床が遅延しており，遊脚期の軽度の骨盤挙上による分回しと足底外側のすり足による下肢の振り出しは残存し，歩容の改善には至らない状態であった．

≪病態解釈②≫
　本症例は，膝関節の運動に関する頭頂連合野から高次運動野および一次運

## セクション[2] 下肢の運動麻痺に対するリハビリテーション

動野への情報処理過程の制御は可能となったが，推進期における膝関節の屈曲に伴い踵が離床するという認識に対して，気づきが乏しい状態である．これは，頭頂連合野において膝関節の運動覚と足底の触覚という異種感覚情報との統合が不十分である身体イメージが形成されている結果であると考えられる．したがって，歩行の推進期における膝関節の運動覚と足底の触圧覚情報を結びつけた運動プログラムの形成が困難となり，分回しとすり足を伴う振り出しという遊脚期の代償が残存している状態であると考えられた．

≪訓練仮説②≫

膝関節屈曲に伴う踵の離床への気づきを与え，膝関節の運動覚と足底の触圧覚という異種感覚情報の認識に対する脳の情報処理過程（特に知覚と注意）の活性化を求めることで，適切な予測制御（知覚仮説）に基づいた推進期の制御に至るのではないか．

≪訓練（検証②）≫（訓練場面は図3.43参照）

・膝関節屈曲の運動に伴う足底圧の変化を識別させる課題
・方法
　身体部位：膝関節・足底
　制御すべき運動の異常要素：大腿四頭筋，下腿三頭筋の伸張反射の異常
　　　　　　　　　　　　　　膝関節屈曲自動運動に伴う前脛骨筋への異常な連合反応
　　　　　　　　　　　　　　膝関節屈曲の運動単位の動員異常
　段階：他動運動，自動介助運動
　感覚モダリティ：運動覚・圧覚
　肢位：坐位，立位
　道具：傾斜板

①セラピストは本症例の膝関節を他動的に屈曲させ，距離の変化に伴い，足圧が前足部に移行したことを自覚した位置で合図を求める．次に，膝関節屈曲に伴い，踵が離床するのは訓練1（202ページ）で認識したどの距離であるかを識別させ，差異を言語化させる．

Th：「今から私があなたの膝を曲げていきますから，目を閉じてつま先に圧がかかり，踵が離れた時点で教えて下さい」

セクション[2] 下肢の運動麻痺に対するリハビリテーション

CI:「・・・(2番の位置で)この位置でつま先に圧がかかりますが,まだ踵は離れていません.・・・(さらに屈曲させ3番の位置まで動かすと)ここまで曲がってくると踵が床から離れてくる感じがします」
②「①」で記憶した位置を境界として,セラピストは本症例に踵が離床する位置に対する運動の予測を求め,実際に指示した位置までの筋収縮を伴った識別をさせる.その後,予測と実際の感覚と運動について,比較照合させ,差異を学習させることで,体重移動と足圧変化の関係づけに関する情報処理の認識を促していく.
③「②」を本症例が自動介助運動で異常な運動パターンを出現させずに,実施可能となると,麻痺側を一足分後方とした立位を保持させる.その後,セラピストの他動運動により,膝関節を矢状面上に屈曲させ,踵の離床に伴う下肢の振り出し時期の認識を促していく.

≪経過と結果②≫
　他動運動では,膝関節の屈曲と足圧の変化による踵の離床に対する注意の分配は可能であり,気づきは可能であるが,自己の筋収縮を伴うと踵が離床し始めた時ではなく,さらに屈曲可動域が増加してから踵の離床に気づく.この時の本症例は「力を入れなければ,膝が動いて踵が離れるのがわかるけど,膝に力を入れると,膝の動きに気をとられて踵が離れたことに気づくのが遅くなる」という知覚仮説に関する記述であった.したがって,踵が離床する際の膝関節の位置ではなく,膝関節の自動運動に伴う筋収縮と足圧の変化による踵の離床時という2ヶ所への注意の分配を変更し,予測を求め,膝関節の運動の制御と踵の離床の認識を識別させた.その結果,異常な連合反応を出現させることなく,膝関節を屈曲させ,足圧の変化による踵の離床を知覚し識別することが可能となり,推進機能として膝関節の受動的な屈曲の出現に伴い,到達機能として骨盤挙上を伴う分回しの振り出し軽減を認めた.しかし,前足部の離床の乏しさによる足底外側のすり足を代償するための分回しでの振り出しは残存している状態であった.

≪病態解釈③≫
　本症例において,麻痺側への荷重時の下腿三頭筋の遠心性収縮による運動単位の動員制御が困難であることは,足底圧の増減により注意を分配し,重

## セクション[2] 下肢の運動麻痺に対するリハビリテーション

量覚を誤認した結果，大腿四頭筋や前脛骨筋に異常な連合反応を出現させていたためである．その結果，荷重に関する身体位置や重量覚の体性感覚フィードバック後に，運動単位の動員を制御していることが原因であると考えられた．つまり，足底圧により注意を分配させていたことで，頭頂連合野と高次運動野において重量覚の認識に必要な注意や知覚といった認知過程を活性化させられなかったと考えられる．その結果，荷重の変化に適応するための高次運動野における予測的な筋収縮の制御（運動イメージの生成）が困難となり，歩行の推進期における足関節のアンクルロッカー機能の制御が遅延し，股関節屈曲，体幹前屈という代償と膝関節の動揺と過伸展をもたらしている状態であると考えられた．

≪訓練仮説③≫

　下腿三頭筋の遠心性収縮時，足底圧に対する注意による重量の誤認（誤った知覚仮説）に気づきを与え，下腿三頭筋の体性感覚（重量覚）の差異に注意を向け，適切に重量覚を知覚させる．次に，識別可能な重量覚の一つを想起（運動イメージ）させ，実際の重量覚と比較照合させる手続きにより，頭頂連合野の活性化を中心とした重量覚の識別ではなく，高次運動野における実際の遠心性収縮に必要な先行・予測型の皮質脊髄路の発火を学習させる．その後，足底圧の変化と関係づけるための知覚仮説（予測制御）を構築させていくことで，大腿四頭筋，前脛骨筋への連合反応が制御され，膝関節の受動的屈曲と前足部の離床を伴う推進機能を獲得させられるのではないか．

≪訓練③（検証③）≫　（訓練場面は図3.49参照）

・足関節で重量覚を識別させる課題
・方法
　身体部位：足関節
　制御すべき運動の異常要素：足関節底背屈自動運動に伴う大腿四頭筋・前脛骨筋への異常な連合反応，下腿三頭筋の遠心性収縮における運動単位の動員異常
　段階：自動運動
　感覚モダリティ：重量覚
　肢位：坐位

## セクション［2］　下肢の運動麻痺に対するリハビリテーション

道具：横軸不安定板・重錘（1個75g）

①セラピストは本症例に横軸不安定板を足関節背屈位から下腿三頭筋の求心性収縮によって水平位置を保持させる．その後，知覚可能な差異である錘（0g，150g，300g）を横軸不安定板後方に載せ，下腿三頭筋の遠心性収縮によって一定の速度で背屈位までの自動運動を求める．足関節の重量覚を誤認した際は，正答時の重量を閉眼にて体性感覚で比較・判断させ，その差異を識別させる．

Th：「今から目を閉じてこの不安定板を水平の位置で保持して下さい．その後，私が150gか300gの錘を載せますから，ゆっくりと同じ速さで元の位置に戻してどちらの錘が載せられているか答えて下さい」

Cl：「・・・（300gの錘の時に）150gです」

Th：「（誤認した時の大腿四頭筋，前脛骨筋の過剰な運動単位の動員の有無を触診して）
　それでは，150gを載せますからさっき答えた重さと同じか否かを答えて下さい」

Cl：「（150gの錘の時に）いや，今の方が150gでさっきの錘が300gです．比べることで違いがわかりました」

→重量覚のフィードバックとの比較により認識可能であることから，おのおのの重量覚をイメージすることが困難な状態である．次の段階でおのおのの重量覚のイメージをもとに識別させる課題へ移行させていく．

Th：「次は，150g，300gのどちらかの重さを感じている時の感覚を頭の中で思い浮かべて下さい」

Cl：「・・・（運動イメージを想起中）．イメージできました」

Th：「それでは，私が150g，300gのどちらかの錘を載せますから，思い浮かべている重さの感覚と同じか否かを答えて下さい」

Cl：「・・・（300gの時に）同じです」

Th：「あなたが思い浮かべたのは300gの錘ですか？」

Cl：「はい．私が思い浮かべていた錘は300gの錘です」
　（患者自身が運動イメージと実際の錘を比較して整合性を判断できている）」

②下腿三頭筋の重量覚の差異への気づきが得られた後に，足圧の変化との関

係を認識させ，言語化させる．下腿三頭筋の遠心性収縮で生じる重量に応じた運動単位の動員の減少による足底圧の変化との関係を予測させる．予測した重量覚と実際に得られた重量覚との比較・判断を求め，得られた差異を言語化させる．

Th:「錘の重さが適切に認識できる時はどのように注意して動かしていますか？」

Cl:「ふくらはぎの力の入れ方と抜き方に注意して動かしています」

Th:「つま先の力のかかり方はどう変わりますか？」

Cl:「ふくらはぎに力を入れるとつま先に力がかかって，力を抜くとつま先にかかる力がなくなっていく感じがします」

≪経過と結果③≫

　足底圧への注意によって誤認していた重量覚を下腿三頭筋の遠心性収縮に注意を向け識別可能となった．本症例の知覚仮説としては，「ここ（下腿三頭筋）の力の入り方が違う．300gはガタッと落ちるからゆっくりおろす，150gならはじめからジワっとおろせる」と変化し，下腿三頭筋の重量覚の変化への注意に伴い適切に重量の認識が可能となった．

　また，重量覚と足底圧の変化の認識については，「0gは力を抜くと板が足についてスーッとおりてくる，150gは力を抜いた瞬間，足のつま先に少し力がかかる．300gは力を抜いた瞬間に，150gよりずっしりと力がかかる」という知覚仮説をもとに，下腿三頭筋の運動単位の動員の減少による弛緩を足底圧の変化と関連づけて認識することが可能となった．さらに，適切な知覚仮説に基づいて重量覚を認識する際は，下腿三頭筋の遠心性収縮の予測的な制御（運動イメージの生成）が可能であると同時に，大腿四頭筋，前脛骨筋への連合反応の制御が可能であった．その結果，足関節に軽度の内反は残存したものの，膝関節の受動的屈曲と前足部の離床を伴う推進機能を獲得することが可能となり，足底外側のすり足を代償するための分回しでの振り出しが改善された．

　以上のことから，本症例の中等度の運動麻痺を呈した片麻痺による分回し歩行に対しては，膝関節の運動覚と足底圧の変化に対する誤認，および下腿三頭筋の遠心性収縮による重量覚の誤認という認知過程の異常を介して表出

された代償的な運動パターンであるという脳科学的解釈に基づいた訓練を考案し，改善に導いていくことが重要である．

**引用文献**
1) Takakusaki K：Forebrain control of locomotor behaviors. Brain Res Rev. 2008;57:192-198.
2) Pearson KG：Proprioceptive regulation of locomotion. Curr Opinion Neurobiol. 1995;5:786-791.
3) Grillner S, Rossignol S：On the initiation of the swing phase of locomotion in chronic spinal cats. Brain Res. 1978;146:269-277.
4) Fossberg H, Grillner S et al：The locomotion of the spinal cat. I. Coordination within a hindlimb. 1980;108:269-281.
5) Fossberg H, Grillner S et al：Phase dependent reflex reversal during walking in chronic spinal cats. 1975;85:103-107.
6) Dimitrijevic MR, Gerasimenko Y, et al：Evidence for a spinal central pattern generator in humans. Ann NY Acad Sci. 1998;860:360-376.
7) Diesz V, Colombo G et al：Locomotor activity in spinal man. Lancet. 1994;344:1260-1263.
8) Diesz V, Muller R et al：Locomotor activity in spinal man：significance of afferent input from joint and load receptors. Brain. 2002;125:2626-2634.
9) Harkema SJ, Hurley SL et al：Human lumbosacral spinal cord interprets loading during stepping. J Neurophysiol. 1997;77:797-811.
10) Kawashima N, Nozaki D et al：Alternative leg movements contribute to amplify locomotor-like muscle activity in spinal cord injured patients. J Neurophysiol. 2005;93:777-785.
11) Diesz V, Nakazawa K et al：Level of spinal cord lesion determines locomotor activity in spinal man. Exp Brain Res. 1999;128:405-409.
12) Drew T：Motor cortical cell discharge during voluntary gait modification. Brain Res. 1988;457:181-187.
13) Drew T, Jiang W et al：Role of the motor cortex in the control of visually triggered gait modifications. Can J Physiol Pharmacol. 1996;74:426-442.
14) McVea DA, Pearson KG：Long-lasting, context-dependent modification of stepping in the cat after repeated stumbling-corrective responses. J Neurophysiol. 2007;97:659-669.
15) Lajoie K, Drew T：Lesions of area 5 of the posterior parietal cortex in

the cat produce errors in the accuracy of paw placement during visually guided locomotion. J Neurophysiol. 2007;97:2339-2354.
16) Rizzolatti G, Luppino G et al：The organization of the cortical motor system：new concepts. Electroencephalogr Clin Neurophysiol. 1998;106:283-296.
17) Sakata H, Takaoka Y et al：Somatosensory properties of neurons in the superior parietal cortex（area 5）of the rhesus monkey. Rrain Res. 1973;64:85-102.
18) Bonda E, Frey S et al：Evidence for a dorso-medial parietal system involved in mental transformations of the body. J Neurophysiol. 1996;76:2042-2048.
19) 多賀厳太郎：脳と身体の動的デザイン―運動・知覚の非線形力学と発達. 金子書房，2002.
20) Matsuyama K, Drew T et al：Organization of the projections from the pericruciate cortex to the pontomedullary brainstem of the cat：a study using the anterograde tracer Phaseolus vulgaris-leucoagglutinin. J Comp Neurol. 1997;389:617-641.
21) 花川隆：歩行と大脳皮質基底核連関. Brain Med. 2007;19:341-347.
22) Miyai I, Suzuki T et al：Middle cerebral artery stroke that includes the premotor cortex reduces mobility outcome. Stroke. 1999;30:1380-1383.
23) Miyai I, Yagura H et al：Premotor cortex is involved in restoration of gait in stroke. Ann Neurol. 2002;52:188-194.
24) Miyai I, Yagura H et al：Longitudinal optical imaging study for locomotor recovery after stroke. Stroke. 2003;34:2866-2870.
25) Suzuki M, Miyai I et al：Prefrontal and premotor cortices are involved in adapting walking and running speed on the treadmill：An optical imaging study. Neuroimage. 2004;23:1020-1026.
26) Luft AR, Forrester L et al：Brain activation of lower extremity movement in chronically impaired stroke survivors. Neuroimage. 2005;26:184-194.
27) 大植賢治，富永孝紀，他：脳卒中片麻痺の運動覚識別課題における運動および識別方法の相違による脳血流量の変化―機能的近赤外分光装置（fNIRS）による検討―. 日本理学療法学会抄録集. 2010;37:O1-064.
28) 大植賢治，富永孝紀，他：脳卒中片麻痺患者に対する運動覚の識別方法の相違と脳活動の関係―機能的近赤外分光装置（fNIRS）による検討―. 日本理学療法学会抄録集. 2011;38:PI1-148.

## あとがき

　近年，脳科学に関する学会講演やセミナーが開催されれば，ほぼ間違いなく会場は埋まる．また，脳科学のデータをわかりやすく解説した書籍もたくさん出版され，脳科学に興味を示すセラピストが増えてきている．しかし，脳科学の知見をすぐにリハビリテーションの臨床へ応用していくことが難しいのも事実である．実際に脳科学のデータを「どのように患者の病態と照らし合わせて考えればいいのか」，あるいは「どのように介入しているのか」といった方法について質問を受けることも多い．講演や書籍などは，私たちに知識を提供し臨床のヒントを与えてくれる．しかし，自らの探索行為で得た知識が，臨床で実践され結果に結びついているとは言い難い．そのため脳科学の知見と臨床を繋げていくためには「どのような作業が必要か」を解説する必要があると考え，本書の執筆がスタートした．

　当たり前のことであるが，私たちの身体の動きや思考は，脳の神経電気活動によって成り立っているということにまずは立脚する必要がある．これらの活動の異常の結果が，運動麻痺や高次脳機能障害である．つまり，リハビリテーションによって直接的に脳にアプローチをし，活動の異常を修復させていくということが機能回復につながる．本書では，村田病院リハビリテーション科において実践している臨床思考，すなわち臨床での観察や評価を脳科学の知見と臨床を繋げていくために，どのように「仮説立て」をしていき，治療を通じてそれを「検証」していくかという思考プロセスを述べた．第1章では，運動麻痺に対するリハビリテーションを展開していく中で，関わりの深い項目を取り上げて解説するとともに，脳機能の「回復」の仕組みについて述べた．第2章では，脳血管障害に対する臨床において患者の覚醒と意識，注意について，そして第3章では実際の症例を示しながら，臨床思考の例を具体的に述べてきた．もちろん本書で述べてきたことがすべてではないが，どのような患者においても「仮説立て」をしていき「検証」していくことによって，それに続く新たな「仮説立て」をさらに精度の高いものにしていくという方法は基本的に共通していると考えている．私たちは現在，自分たちの臨床データを収集し，これを仲間の臨床家に向けて積極的に報告していくという作業に取り組んでおり，本書はその準備として出版するものである．

　リハビリテーションが医療である以上は，その結果にこだわっていく必要がある．また，新人のセラピストが担当した患者でも，経験を重ねてきたベテランのセラピストが担当した患者でも，同じように回復を引き出していき，同じ結果を出していくことが求められる．そのためには，脳機能全般についての知識と脳機能の「回

## あとがき

復」の仕組みについての知識の習得が必要である．これらの知識をもとに脳機能イメージング法によって描き出された像の「意味」を解釈するとともに，個々の患者の状態を「仮説立て」て「検証」していき，効果的な訓練を考案するといった臨床思考が求められる．そのためにも，本書が脳科学と臨床展開の接点として活用され，患者の機能回復に繋がっていくことがあれば幸いである．

2012年6月

富永孝紀，市村幸盛，大植賢治，河野正志

# 索引

【ア】
Ia 終末部  *88*
Ia 線維  *88, 93*
アクティブタッチ  *18, 40*
アセチルコリン  *50, 52, 61*
アセンブリ  *60*
α 運動ニューロン  *88*
アンマスキング  *10*
意識の階層構造  *50*
意識の神経基盤  *49*
異種感覚情報  *34*
意味づけ  *34*
イメージ  *94*
　運動——  *22, 30, 31, 106, 124*
運動学習  *36, 96*
　適応的——  *96*
　連続的——  *96*
運動錯覚  *134*
運動単位の数  *92*
運動単位の動員  *87*
　——異常  *92*
運動単位の発射頻度  *92*
運動ループ  *26, 28*
H 反射  *95*
遠心性コピー  *31, 98, 107*
オレキシン  *51-53*

【カ】
外背側被蓋核  *50*
外部観察  *36*
カクテルパーティー効果  *65*
隠れた注意の転換  *67, 71*
可塑性  *6, 16*
感覚フィルターモデル  *65*

間接路  *26*
γ 運動ニューロン  *88*
記憶誘導型  *38*
機能システム  *166*
機能特性  *166*
逆モデル  *29*
GABA  *52*
強化学習  *25, 28, 96*
教師あり学習  *30, 96, 98*
教師なし学習  *96, 99*
共同運動パターン  *87, 91*
筋感覚イメージ  *107*
グルタミン酸  *52*
痙縮  *87, 88*
痙性麻痺  *87*
経頭蓋磁気刺激  *8*
低頻度反復性経頭蓋磁気刺激  *12*
高次運動野  *163, 165*
黒質網様部  *26*
誤差修正  *98*
誤差信号  *29*
コピー情報  *30*

【サ】
最近接領域  *186*
細分化  *15, 28, 35*
作業記憶  *106*
サッケード  *70, 117*
CPG  *158*
視覚イメージ  *31, 107*
視覚的方向定位  *67*
視覚誘導型  *37*
識別  *101*
シナプス後膜  *88*

# 索引

シナプス前終末　93
シナプス前抑制　88, 93
順モデル　29
情動　78
　　——行動　24
上頭頂小葉　162
情報化　15, 17, 28, 31, 37
神経側芽　11
　　——形成　10
身体外部　104
身体内部　104
伸張反射　14, 87, 88
心的回転　37
振動誘発運動感覚錯覚課題　134
随意的運動　24
ストップ課題　186
ストループ課題　73
正中神経刺激療法　55
生得的パターン運動　24
脊髄運動ニューロン　14, 21
脊髄後索電気刺激　55
脊髄路　28
　　外側——　28
　　視蓋——　56
　　赤核——　14
　　前庭——　56
　　網様体——　14, 28, 56
青斑核　50
セロトニン　50, 59
戦略（ストラテジー）　96

## 【タ】

帯状回前部　73
代償動作　33
大脳基底核　24
脱抑制　25
短期記憶　30
単シナプス性反射　88

淡蒼球内節　26
知覚　34
　　——仮説　101, 172
注意　63, 94, 104
　　——の方向づけ～移動　77
　　——の方向づけ～解放　77
　　——の方向づけ～増幅　77
　　空間性——　64
　　実行的——　67, 72
　　受動的——　71
　　選択的——　19, 65, 105
　　全般性——　64
　　能動的——　19, 72, 105
中枢パターン生成器　158
中脳歩行誘発野　57
長潜時反射　88
直接路　26
diaschisis　8
到達運動　115
頭頂間溝外側壁尾側部領域（CIP野）　120
頭頂間溝外側領域（LIP野）　117, 118
頭頂間溝前外側領域（AIP野）　118
頭頂間溝内側領域（MIP野）　117
ドーパミン　26, 54, 98
　　——作動系　25
トップダウン　104

## 【ナ】

内言語　108
内側運動制御系　56
内側頭頂後頭領域（V6A野）　117
内部観察　36
内部モデル　29, 37, 38, 98
認識　103
認知過程　33, 101
認知の非統合化　59
認知問題　95

# 索引

認知ループ　26, 28
脳幹網様体　50
　　——賦活系　60
脳深部刺激療法　55
能動的触覚　18, 22, 40
能動的注意　18
ノルアドレナリン　50, 52, 53, 61, 77
ノンレム睡眠　53

【ハ】

把握運動　20
把握・操作運動　115, 121
背外側系　162
背側被蓋野　160
背側縫線核　50
ハイパー直接路　26
バイモーダル・ニューロン　21
比較照合　98
皮質脊髄路　14, 21, 23
　　外側——　14
　　前——　14
ヒスタミン　51, 53
表象　34
　　映像的——　123
　　行為的——　123
　　象徴的——　123
フォードバック誤差学習　98
フィードフォワード制御　29
副腎皮質刺激ホルモン　54
腹側運動前野（F5野）　120
腹側被蓋野　160
腹内側系　160
プレシェイピング　24, 118
ブロードマン脳地図　17
分回し　166, 169
　　——歩行　201
辺縁系ループ　28
弁別　101

歩行誘発野　160
　　橋—延髄——　160
　　視床下部——　160
　　中脳——　160
ボトムアップ　104

【ヤ】

予測　94

【ラ】

レム睡眠　54
連合反応　14, 87, 90

【ワ】

ワーキングメモリー　10

217

執筆者略歴

**富永　孝紀**（とみなが たかのり）
| | |
|---|---|
| 1975年1月 | 宮崎県宮崎市に生まれる |
| 1997年 | 宮崎リハビリテーション学院卒業 |
| 1997年 | 兵庫県立総合リハビリテーションセンター リハビリテーション中央病院入職，理学療法士 |
| 2004年 | 医療法人穂翔会村田病院入職，リハビリテーション科室長，現在に至る |
| 2006年 | 神戸大学大学院医学系研究科保健学専攻　博士前期過程修了，修士 |

**市村　幸盛**（いちむら さちもり）
| | |
|---|---|
| 1978年5月 | 兵庫県明石市に生まれる |
| 2001年 | 神戸大学医学部保健学科理学療法学専攻卒業 |
| 2001年 | 兵庫県立総合リハビリテーションセンター リハビリテーション中央病院入職，理学療法士 |
| 2005年 | 医療法人穂翔会村田病院入職 |
| 2011年 | 医療法人穂翔会村田病院リハビリテーション科主任，現在に至る |

**大植　賢治**（おおうえ けんじ）
| | |
|---|---|
| 1980年6月 | 大阪府大阪市に生まれる |
| 2004年 | 広島県立保健福祉大学理学療法学科卒業 |
| 2004年 | 大阪府済生会泉尾第二病院入職，理学療法士 |
| 2006年 | 医療法人穂翔会村田病院入職 |
| 2009年 | 畿央大学大学院健康科学研究科修士課程修了，修士 |
| 2011年 | 医療法人穂翔会村田病院リハビリテーション科副主任，現在に至る |

**河野　正志**（こうの まさし）
| | |
|---|---|
| 1981年10月 | 奈良県葛城市に生まれる |
| 2002年 | 近畿大学農学部退学 |
| 2005年 | 河﨑医療技術専門学校作業療法学科卒業 |
| 2005年 | 医療法人穂翔会村田病院入職，作業療法士 |
| 2009年 | 畿央大学大学院健康科学研究科修士課程修了，修士 |
| 2011年 | 医療法人穂翔会村田病院リハビリテーション科副主任，現在に至る |

---

## リハビリテーション臨床のための脳科学〜運動麻痺治療のポイント

2012年6月29日　　　初版第1刷発行
2014年5月20日　　　第3刷発行

著　者　富永孝紀，市村幸盛，大植賢治，河野正志
発行者　木下　攝
印　刷　横山印刷株式会社
製　本　永瀬製本所
発行所　株式会社協同医書出版社
　　　　〒113-0033 東京都文京区本郷 3-21-10　電話 03-3818-2361／ファックス 03-3818-2368
　　　　郵便振替 00160-1-148621
　　　　http://www.kyodo-isho.co.jp／E-mail：kyodo-ed@fd5.so-net.ne.jp
定価はカバーに表記　ISBN978-4-7639-1069-1

JCOPY 〈(社)出版者著作権管理機構　委託出版物〉

本書の無断複写は著作権法上での例外を除き禁じられています．複写される場合は，そのつど事前に，(社)出版者著作権管理機構（電話 03-3513-6969，FAX 03-3513-6979，e-mail: info@jcopy.or.jp）の許諾を得てください．
本書を無断で複製する行為（コピー，スキャン，デジタルデータ化など）は，「私的使用のための複製」など著作権法上の限られた例外を除き禁じられています．大学，病院，企業などにおいて，業務上使用する目的（診療，研究活動を含む）で上記の行為を行うことは，その使用範囲が内部的であっても，私的使用には該当せず，違法です．また私的使用に該当する場合であっても，代行業者等の第三者に依頼して上記の行為を行うことは違法となります．